年轻妈妈必备

让孩子远离传染病

主　编　张洁利　张　昕　　黄　磊
副主编　陈典洁　张　昕（女）　靳寸朵
编　委　（以姓氏笔画为序）
于晓莉　王　芳　王瑞霞
尹　青　孙　娟　李小溪
李因茵　杨　滢　杨月然
沙花燕　张　昕　张　昕（女）
张洁利　陈　曦　陈典洁
陈素红　陈威巍　郑彦华
孟　瑶　段惠娟　涂　波
黄　顺　黄　磊　靳寸朵

中华医学电子音像出版社
CHINESE MEDICAL MULTIMEDIA PRESS
北　京

图书在版编目（CIP）数据

让孩子远离传染病/张洁利，张昕，黄磊主编．—北京：中华医学电子音像出版社，2020.10

ISBN 978-7-83005-229-4

Ⅰ.①让…　Ⅱ.①张…　②张…　③黄…　Ⅲ.①传染病防治　Ⅳ.①R183

中国版本图书馆 CIP 数据核字（2019）第 284950 号

让孩子远离传染病

RANG HAIZI YUANLI CHUANRANBING

主　　编：张洁利　张　昕　黄　磊
策划编辑：郁　静　赵文羽
责任编辑：赵文羽
校　　对：张　娟
责任印刷：李振坤
出版发行：中华医学电子音像出版社
通信地址：北京市西城区东河沿街 69 号中华医学会 610 室
邮　　编：100052
E - mail：cma-cmc@cma.org.cn
购书热线：010-51322675
经　　销：新华书店
印　　刷：北京云浩印刷有限责任公司
开　　本：850mm×1168mm　1/32
印　　张：5.625
字　　数：108 千字
版　　次：2020 年 10 月第 1 版　2022 年 12 月第 2 次印刷
定　　价：38.00 元

主编简介

张洁利，现任解放军总医院第五医学中心感染病医学部护士长，毕业于原中国人民解放军第一军医大学。从事传染病临床护理工作近 20 年，在新（突）发传染病及各类常见传染病的临床护理、感染防控、应急处置、康复指导等方面具有丰富的实战经验。曾经参加过抗击“非典”和“新型冠状病毒肺炎”疫情，连续 2 次赴塞拉利昂参加抗击埃博拉出血热疫情，多次参与并成功处置群体性传染病疫情，先后 9 次执行重大军事保障及演习任务；在统计源（核心）期刊发表论文十余篇，参与执行多项国家、军队及省部级科研专项；荣立三等功 1 次、集体二等功 1 次，2015 年被国家七部委联合表彰为“埃博拉出血热疫情防控先进个人”荣誉称号。

张昕，解放军总医院第五医学中心感染病医学部医学博士，中国医学救援协会军民融合发展分会理事，国家卫生健康委员会远程医疗管理与培训中心特聘专家；北京大学医学部优秀教师，“赵树馨奖励基金”获得者。先后毕业于原中国人民解放军第二军医大学和解放军医学院，师从著名传染病专家赵敏教授、王福生院士，长期从事感染性疾病及各种肝病的临床诊治，擅长不明原因发热的诊断、抗生素的临床应用及各种疑难危重肝病的治疗；曾多次参加抗震救灾、奥运会安保等重大行动，并赴海地、塞拉利昂等国执行医学救援任务，多次主持、参与新（突）发传染病疫情处置工作，获“全国抗震救灾先进个人”“全国埃博拉出血热疫情防控先进个人”等表彰，荣立集体二等功 2 次；发表 SCI 论文 8 篇，在统计源（核心）期刊发表论著十余篇，参编、参译多部专著，主持、参与多项国家、省部级科研项目。

黄磊，副主任医师，医学博士，现任解放军总医院第五医学中心感染病医学部副主任，留美访问学者。长期从事传染病临床及科研工作。在新（突）发传染病、病毒性肝炎、艾滋病等传染病的诊治和致病机制的研究方面有较深的造诣；曾先后 2 次作为专家组成员及专家组党支部书记赴塞拉利昂执行抗击埃博拉出血热任务。近 5 年，曾参加国内腺病毒、诺如病毒等多起暴发流行疫情处理。作为项目负责人，成功申请全军医学科技“十二五”科技项目 1 项，国家自然科学基金面上项目 3 项；参与国家重大专项、国家自然科学基金、省部级课题研究多项；以通信或第一作者身份发表 SCI 论文 9 篇，单篇最高影响因子 14.5 分，总影响因子 47.7 分，中文核心期刊 20 余篇；获得省部级科研成果二等奖 2 项，三等奖 1 项；荣立二等功 1 次。

内容提要

本书凝聚了传染病防治工作一线专家的医护经验，简要描述了传染病的相关知识，并精选 12 种儿童易患传染病，从疾病的传播特点、主要症状、就医用药、居家护理、消毒隔离、预防保健等方面进行介绍；针对家长对疫苗接种的常见问题，给予简明易懂的科学指导和合理建议。本书内容集科学性、知识性、通俗性于一体，让年轻妈妈能够从容应对传染病的突发状况，让孩子远离传染病带来的伤害。本书作为一本专业的儿童传染病防治宝典，不仅适合年轻妈妈阅读，也适合普通公众用于了解常见传染病的防控。此外，对于传染病专业知识初学者和从业者，也能给予一定的指导和参考。

前言

曾经有人把瘟疫、战争和饥荒比喻为人类历史悲剧的“三剑客”。就这三者而言，传染病带给人类的死亡和创伤远比战争和饥荒的总和还要大，由此可见，传染病对人类的影响是非常大的。在人类还未主宰地球之时，传染病就已经存在了。人类同传染病之间的战争由来已久，并且从未停止。随着人类经济、生活和医疗水平的提高，人类在这场战争中逐步占据了优势地位，但是，传染病却从未也不可能彻底被我们消灭。近些年来，一些新发、突发传染病的突然到访，以及一些古老的传染病出现变异或者是已被消灭的传染病死灰复燃、卷土重来等情况，都给我们的公共安全和人民的生命财产带来巨大的危害。因此，人类对于传染病防治不能放松警惕。在这场战争中，儿童是极易遭到传染病攻击的群体之一，古语云：“少年强则国强”，儿童的身体健康对于家庭和社会来说至关重要。一些妈妈，尤其是年轻的妈妈，在孩子生病初期往往会忽视传染病的存在，病急乱投医，出现一些过度或错误的治疗，费时费钱不说，更容易延误孩子的最佳救治时期。本书根据儿童各个年龄段的特点汇总了常见、多发的各类传染病，详细介绍了这些传染病各个时期的疾病特点及家庭应急处置注意事项，从科普角度出发，化繁为简、图文并茂地为妈妈们和广大群众对传染病的日常防控、自我救护等方面提供帮助。

编　者

2020 年 6 月

目录

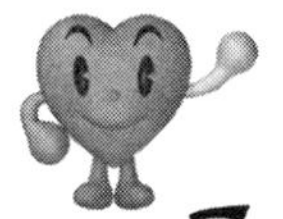

一、追本溯源——细说传染病

(一)什么是传染病?

传染病是指由病原体感染人体后产生的具有传染性的、在一定条件下可造成大范围传播流行的疾病。病原体是指可造成人或动物感染疾病的微生物,一般包括朊毒体、病毒、衣原体、支原体、立克次体、细菌、螺旋体、真菌、寄生虫等。

传染病和感染性疾病不能混为一谈!简而言之,两者的关系可用以下两点来概括:

感染性疾病是由病原体通过不同方式引起人体发生感染并出现临床症状的疾病;传染病是感染性疾病的一种特殊类型,归类于感染性疾病,但感染性疾病比传染病包括的范围更广,涉及的病种更多。

传染病一定是可通过某种方式造成疾病在人与人、动物与人之间传染,但是感染性疾病不一定具有传染性。

(二)传染病是怎么传播和流行的?

1. 传染病传播和流行的基本条件

传染病要在人群中流行,必须具备 3 个要素:传染源、传播途径和易感人群(图 1)。这 3 个环节必须同时存在,缺乏其中任何一个条件,传染病就不可能传播并流行。

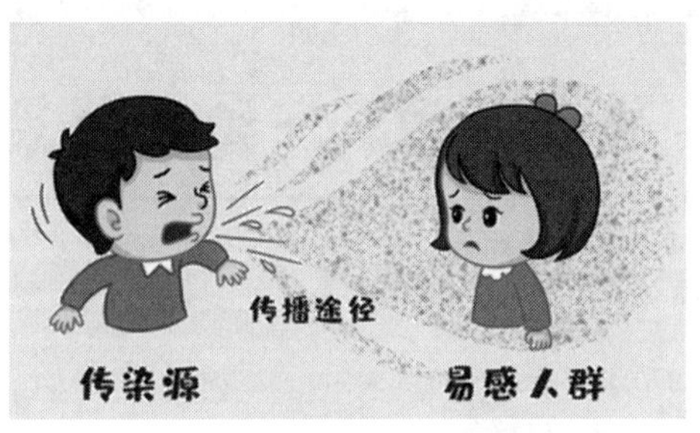

图 1　传染病流行的三要素

(1)传染源:是指体内有病原体生存、繁殖并能将病原体排出体外的人和动物。

1)患者:大多数传染病中,患者是最重要的传染源。一般自潜伏期至恢复期,患者均具有传染性,不同的时期其传染强度可有不同,以发病早期传染性最大。患者可将病原体经特殊途径排出体外,直接感染健康人;或通过含有病原体的分泌物、排泄物污染环境而间接感染他人。慢性感染者可长期排出病原体,成为长期传染源,如慢性乙型病毒性肝炎患者。

2)隐性感染者:是指病原体侵入人体后,不会出现任何临床症状,但具有传染性,不易被人察觉,只有通过病原学检查才能发现。

隐性感染者的结局往往有 2 种走向:第 1 种情况是在隐性感染过程结束后,不仅感染的病原体被人体清除了,人体还获得了对该病原体的免疫力,大多数人属于此种情况;第 2 种情况发生在少数人身上,结局可能不会这么乐观,病原体会持续存在于人体内,使人成为无症状的病原携带者。

3)病原携带者:是指病原体侵入人体后,可以在人体内继续

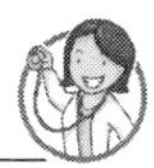

生长、繁殖，而人体不会出现任何疾病状态，但长期携带并排出病原体。这时人体的免疫力与病原体处于一个“旗鼓相当”“互不侵犯”的状态，一旦人体免疫力降低，就会给病原体“有机可乘”的机会，造成人体发病。因病原携带者不易被察觉，故可成为比较重要的传染源。

4)受感染的动物：以动物为传染源传播的疾病称为动物源性传染病。有些被感染动物本身就会发病，如鼠疫、狂犬病、布鲁菌病等；有些被感染动物则不发病，表现为病原携带状态，如恙虫病、流行性乙型脑炎等。

(2)传播途径：病原体从传染源体内排出后，经过一定的途径进入健康人体内，这种途径称为传播途径。同一种传染病可有多种传播途径。

1)呼吸道传播：病原体从传染源体内排出后，存在于空气中的飞沫或气溶胶中，人体吸入后造成感染，如麻疹、结核、水痘、流行性感冒、重症急性呼吸综合征(severe acute respiratory syndrome，SARS)和新型冠状病毒肺炎(corona virus disease 2019，COVID-19)等。

2)消化道传播：病原体排出后，污染食物、水源或餐具等，人们于进食、饮水经口造成感染，婴幼儿可通过被污染的奶源或奶瓶、奶嘴而感染，如细菌性痢疾、伤寒、霍乱、轮状病毒感染等。

3)接触传播：病原体从传染源体内排出后，污染水或土壤等，人们与污染的水或土壤接触时造成感染，如钩端螺旋体病、血吸虫病和钩虫病等。有些疾病在日常生活中密切接触时也有可能造成感染，如流行性感冒、白喉等。不洁性接触(包括多个性伴侣、商业性行为等)可传播艾滋病、乙型病毒性肝炎、丙型病毒性肝炎、梅毒、淋病等。

4)虫媒传播：主要为吸血的节肢动物(如蚊、虱子、鼠蚤、白蛉、硬蜱、恙螨等)于叮咬时把病原体传给他人，如疟疾、莱姆病、流行性斑疹伤寒等。根据节肢动物的生活习性，此类传染病往往有严格的季节性，甚至与被感染者的职业及生活的地区有关。

5)血液、体液传播：病原体可通过输血、应用血制品、器官移植等方式传播给他人，如艾滋病、乙型病毒性肝炎、丙型病毒性肝炎等。

6)母婴传播：有些传染病，其病原体可以通过胎盘感染胎儿，或在自然分娩过程中通过产道感染，以及出生后母乳喂养使新生儿受到感染，如艾滋病、乙型病毒性肝炎等。

(3)易感人群：人接触病原体后是否患病，与机体免疫系统的强弱有密切关系。面对各种传染病的挑战，人体可通过第一道防线(皮肤和黏膜)、第二道防线(体液中的杀菌物质和吞噬细胞)、第三道防线(主要由免疫器官和免疫细胞组成)识别和清除外来入侵的致病病原体，所以，即便是直接接触了病原体，人体也不一定患病。

易感者是指对某种传染病缺乏特异性免疫力的人，也就是说该类人群容易感染某种传染病。如乙肝表面抗体阴性者就属于乙型病毒性肝炎的易感者；而因为所有人缺乏对艾滋病的特异性免疫，故所有人群均为艾滋病的易感者。

当易感者在人群中的比例达到一定水平，同时有传染源和合适的传播途径，则很容易发生该传染病的流行。疫苗接种可提高人群特异性免疫力，减少易感性，能有效地控制传染病在人群中的流行。

2. 影响传染病传播和流行的2个因素

(1)自然因素：包括地理、气象、生态等条件，一切病原体的生存、繁殖均可受到自然因素的影响和控制。如血吸虫必须依附钉螺而生存，而钉螺只能生活在气候温和、雨量充足、杂草丛生的水域地区，在我国，血吸虫病大部分流行于长江以南的地区；流行性乙型脑炎只通过蚊虫传播，而蚊虫的繁殖需要特定的温度和湿度，在我国，流行性乙型脑炎基本发生在夏、秋季节，而有些病毒

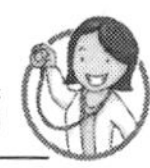

不耐高温，加之冬、春季节人体呼吸道的黏膜防御能力下降，故麻疹、水痘等呼吸道传染病好发于冬、春季节。

(2)社会因素：包括社会制度、经济状况、生活条件、文化水平、卫生观念等，对传染病的传播和流行有决定性影响。新中国成立后，社会主义制度的优越性不断显现，人民的生活水平不断提高，国家施行计划免疫，已使许多传染病的发病率明显下降或接近消灭，但在国民经济日益增长的同时，因人口流动、环境污染、观念改变等因素，某些传染病的发病率逐渐升高，如艾滋病等，或是出现一些新发传染病，如SARS、新型冠状病毒肺炎等，这些都应引起我们的重视。

(三)什么是消毒？家庭简便易行的消毒方法有哪些？

消毒指用物理或化学的方法，杀死除芽胞外所有的病原微生物。消毒的作用或效果是相对而言的，它只是要求将有害微生物的数量减少到无害的程度。

在实际生活中，人们能够掌握消毒知识并能正确地运用是预防和控制传染病最重要的举措。常见的消毒方法有以下几种。

1. 物理消毒法

(1)高压蒸汽消毒法：家庭可采用蒸笼蒸煮20分钟或使用家用高压锅，即可达到消毒效果。

(2)煮沸消毒法：在100 ℃的温度下煮沸5～15分钟或以上，可将大部分细菌和病毒杀灭，适合于餐饮用具、护理用具及棉织品的消毒，但对于塑料制品、合成纤维及皮毛制品则不适合。

(3)阳光暴晒法：该方法简单易行，几乎适用于所有的物品，但一般要求在烈日下暴晒6小时以上才能达到效果，衣物、被褥等注意正、反面更换。

(4)焚烧法:适用于被传染病患者污染并丢弃的杂物、一次性医护用品、垃圾(包括手纸)等均应焚烧掉,以达到彻底消毒的目的。

(5)消毒碗柜、微波炉消毒:市面上所售符合国家标准的消毒碗柜和微波炉也可用来消毒物品,应严格按照说明书进行操作,蒸汽奶瓶消毒器可用来消毒奶瓶、奶嘴及婴幼儿用具。

2. 药物消毒法

医疗机构一般使用含氯消毒剂、乙醇(酒精)类消毒剂、杂环类气体消毒剂等进行消毒。日常生活中可在市面上购买含氯的消毒剂(如漂白粉、“84”消毒液等)和医用乙醇作为家用消毒剂,具体配制详见说明书。含氯消毒剂能灭活包括肝炎病毒在内的大部分病原体,但也有例外,具体的消毒方法和浓度要根据消毒对象、目的和用途来选择。

(四)什么是隔离?隔离的种类有哪些?

隔离是指采用各种方法、技术,防止病原体从患者及携带者传染给他人的措施。常见的隔离种类有以下几种。

1. 严密隔离

严密隔离适用于传染性强或传播途径不明的疾病所采取的隔离措施,此隔离方法必须在医院内实行,如鼠疫、霍乱等烈性传染病。

要求:患者住单人房间,不允许陪护、探视,出院后一应用具按医院要求严格消毒。

2. 呼吸道隔离

呼吸道隔离适用于病原体经呼吸道传播的疾病所采取的隔

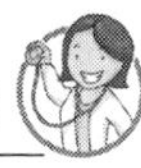

离方法，如麻疹、水痘、猩红热、流行性感冒等。

要求：该类患者居家隔离时，最好单独住一室，在康复前不允许离开，房间每日开窗通风 2 次，家人尽量不要与患者接触，如需接近患者，可佩戴一次性口罩，并保持口罩干燥，尽量能做到 4～6 小时更换 1 次。

3. 消化道隔离

消化道隔离适用于病原体经消化道传播的疾病所采取的隔离方法，如甲型病毒性肝炎、细菌性痢疾等。

要求：接触患者前后应消毒双手，患者的餐饮用具应专人专用，使用后进行消毒，居住环境应干净、整洁，避免出现苍蝇、蟑螂等传播媒介。

4. 接触隔离

接触隔离适用于病原体经皮肤或黏膜进入体内的传染病所采取的隔离方法，如破伤风、狂犬病等。

要求：看护这类患者时，尽量避免直接或间接与破损的皮肤或黏膜相接触。

5. 血液、体液隔离

血液、体液隔离适用于病原体通过血液、体液（引流物、分泌物）等传播疾病所采取的隔离方法，如乙型病毒性肝炎、丙型病毒性肝炎、艾滋病等。

要求：看护这类患者时，尽量避免直接或间接与患者的血液、体液相接触，被患者血液、体液污染的物品及环境应严格消毒。

6. 昆虫隔离

昆虫隔离适用于病原体通过蚊、虱、蚤、蜱等昆虫传播的疾病所采取的隔离的方法。如流行性乙型脑炎、疟疾、斑疹伤寒等。

要求：患者居住的房间应有防蚊设备；通过虱传播的疾病，患者要洗澡、更衣并进行灭虱处理。家有宠物的应注意关注宠物身上是否携带虱、蚤、蜱等昆虫，并定期至专业宠物店进行处理，切勿自行处置；去野外或草原游玩时穿长衣、长裤，并且扎紧袖口、裤口。

（五）为什么儿童较成年人更易患传染病？

儿童较成年人更容易感染传染病，主要原因有以下2点。

1. 新生儿可从母体获得一定的免疫力，随后这种免疫力逐渐丧失，基本上在半岁时消失殆尽，2～6岁幼儿的免疫系统发育处在起步阶段，随着年龄的增长逐渐成熟，所以说，儿童的免疫力比成年人要差。

2. 幼儿一般满3岁后都会进入幼托机构生活，身处集体环境中，但儿童尚无正确的判断力和良好的生活习惯，很多孩子还有吃手、用脏手抓东西吃等不讲卫生的习惯，增加了病原体接触的概率。

（六）如何提高儿童的免疫力？

免疫力一方面是天生的，我们大部分人都有健全的先天免疫系统。有先天免疫缺陷的只是很少一部分孩子，先天免疫缺陷的孩子不能靠食物、运动等方式来完善或提高免疫力，必须借助正规的医疗手段。

拥有健全先天免疫系统的正常孩子，其免疫力也需要后天来完善，孩子出生后接触各种微生物，免疫系统在和各种病原体接触的过程中产生相应的抗体，能提高孩子的免疫力。虽然在成长过程中孩子会经常生病，生病会让孩子难受，但往往也是免疫系统激活、提高的过程。那么，有什么好的方法来帮助孩子提高免疫力呢？

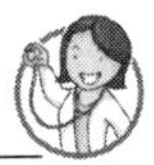

1. 均衡膳食、合理营养

其实在营养中,我们最重视的是 3 种营养元素:一是糖类(碳水化合物),也就是我们常说的主食,比如米、面、杂粮等;二是蛋白质,也就是我们常说的荤食,比如肉、蛋、奶、海鲜,还有一些植物蛋白,如豆制品、坚果;三是纤维素类,包括蔬菜、水果。其中,糖类和蛋白质为身体提供热量,可让孩子长高、长壮,而绿叶蔬菜和水果的摄入,可以促进前两种元素的吸收,为身体提供膳食纤维。

根据《中国营养膳食指南(2016)》的建议指导,推荐每周的食物摄入种类应达到 25～30 种(图 2),包括各种主食,各种鱼、肉、蛋和蔬菜、水果。只有食物种类达到了这个数目,孩子的饮食才是均衡的。

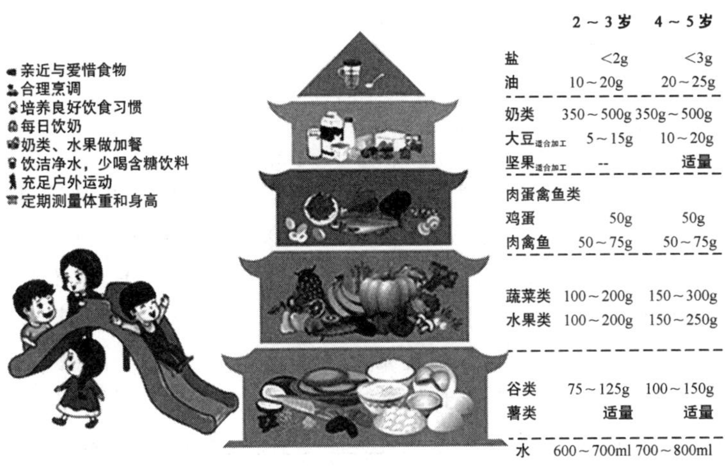

图 2　中国学龄前儿童平衡膳食宝塔

引自:中国营养膳食指南(2016)

2. 早点睡觉、觉要睡够

睡觉这件事儿甚至比吃饭还要重要。人体的生长激素分泌主要高峰期发生在晚上 10 时到凌晨 2～3 时，所以，想要孩子有一个好身体，就必须保证他们在这段时间进入深度睡眠。另外，一定要保证孩子每天有充足的睡眠时长，但也不是时间越长越好。美国睡眠基金会推荐儿童睡眠时长见表 1。

表 1　美国睡眠基金会推荐儿童睡眠时长

年龄段	睡眠时长	不推荐
新生儿(0～3 个月)	14～17 小时	不足 11 小时，超过 19 小时
婴儿(4～11 个月)	12～15 小时	不足 10 小时，超过 18 小时
幼儿(1～2 岁)	11～14 小时	不足 9 小时，超过 16 小时
学龄前(3～5 岁)	10～13 小时	不足 8 小时，超过 14 小时
学龄期(6～13 岁)	9～11 小时	不足 7 小时，超过 12 小时

3. 玩起来、运动起来

目前，国内还没有严格的儿童运动指南，但美国儿科学会早就规定：2 岁以上的孩子每天运动时间要达到 60 分钟以上。这 60 分钟的运动方式可以各式各样，户外运动优先考虑，但不是说运动就是一味地去报训练班，像跆拳道、足球训练营等，而是将运动与娱乐结合在一起，比如周末带孩子去爬山，去公园放风筝，组织小朋友一起去打球、踢球，带孩子去游泳、跑步等。将运动融入生活的游戏当中，不管是家长还是孩子，都能够更轻松，也更能乐在其中。保持愉悦的心情，对增强抵抗力也很有好处。

4. 对压力、负面情绪“say no”

外界应激对免疫力的影响也非常大，像是父母期望过高导致

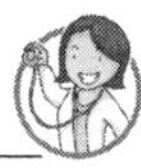

孩子压力大、家庭不和造成孩子情绪不佳、刚上幼儿园存在分离焦虑等。很多3岁刚上幼儿园的孩子,他们的情绪还没有调整过来,每天上幼儿园都哭哭闹闹的,加上幼儿园是一个公共环境,非常容易交叉感染,这时,您就会发现,在孩子情绪不好时上幼儿园,生病的概率会比情绪好时大很多,所以,家长在孩子入园初期一定要耐心引导,帮助孩子平稳地度过分离焦虑期,愉快地接受幼儿园生活,这对孩子的健康成长是非常有帮助的!

5. 乱吃药,免疫力会很受伤

药物的滥用,特别是抗生素和中药的不合理使用,会对孩子的身体造成一些很不好的影响。中国的父母特别喜欢使用抗生素,比如孩子发热、咳嗽、感冒或腹泻,不管是不是细菌感染、病毒感染或其他病原体感染,先自行给孩子喂服头孢类药物、阿奇霉素,就算是去医院就医,还要求医师输液,并且中国人对中药也有种迷之热爱。

殊不知,滥用抗生素很容易引起致病菌的耐药性,导致抗生素逐渐失去原有的功效,起不到治病的作用,而且低龄儿童使用某些抗生素还有可能导致耳聋等其他严重不良反应。另外,很多中药对肝、肾等器官都有一定的损害。这些对孩子的成长发育都会起到负面作用。

6. 定期体检,关注生长曲线表

有很多家长对体检不是非常重视,他们觉得无非就是看看孩子的身高、体重是否达标。有的家长甚至会说,“我都不用去体检,就已经知道我的孩子与同龄的孩子相比,是偏胖、偏瘦、偏高还是偏矮了”。

世界卫生组织有一个特别有趣的发明,就是儿童生长曲线表。它不仅记录孩子的身高和体重,医师还能从中看出许多隐藏的信息。

比如,通过这张表格,医师能够从中动态地看到孩子身高、体重的增长。并能从孩子的生长曲线中看出他们的体重增长是加速还是减慢。

在这段时间里,如果生长速度减慢,应考虑是不是饮食上出现了什么问题,这样医师就会和家长进行沟通。数据显示,定期做体检的孩子,患病的次数明显要少于不规律做体检的孩子。

7. 提高免疫力,别抗拒疫苗

疫苗是激活孩子免疫功能的小能手。

现在,因为一些疫苗的事件,给家长的心理造成一些不良影响。但总的来说,疫苗对人体健康的保护作用,是那些所谓的增强免疫力的保健品远远达不到的。这是因为,疫苗不仅能预防某一种疾病,更多的是起到免疫刺激的作用,让免疫功能开始工作。免疫功能工作得越多,它成熟得就会越快,保护机体的功能也会越强。

以上这些事情,是每个家长平时就能够做到的小事,关键在于家长们能不能坚持做到。要知道,孩子的免疫功能并不是一朝一夕就能够构建起来的,更不可能因为吃了某种药物、某种保健品就突然变强。只有在日常生活中,一点一滴地积累,才能让孩子有一个健康的体魄!

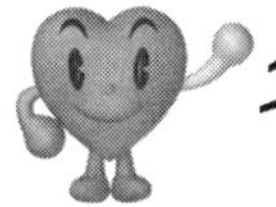

二、遏制传染病的有效手段——免疫接种

(一)什么是免疫接种?

免疫接种是预防传染病最有效的方法,是将各种疫苗采用不同的方法和途径接种到人体内。疫苗进入人体以后,机体的免疫系统会针对其产生特定的抗体,并且人体的免疫机制能够“记住”这些病原,下一次,当真正的致病微生物来袭时,这些抗体就可以产生保护作用。

(二)免疫接种有哪些类型?

1. 常规接种

我国大部分地区都采用这种形式。这也是免疫接种工作中最常用、最重要的一种形式,即按一定的周期对固定服务区域内的应接种人群按国家或地方规定的免疫程序进行常规的预防接种。

2. 应急接种

是指某传染病已发生流行时,对受到疾病威胁的人群,或从非流行区进入流行区的人群在短期内进行应急的免疫接种。能用于应急接种的疫苗,必须是接种后能较快产生免疫力,且接种后对已处于潜伏期的人群也没有危险性的疫苗。如麻疹的潜伏期一般为7~14天,而接种疫苗7天左右就可产生抗体,因而在流行期间对易感者进行接种可控制疫情蔓延或终止疾病流行。

3. 暴露后接种

暴露后接种即对已经暴露的人进行接种。比如被猫、犬咬伤后接种狂犬疫苗,被乙型病毒性肝炎患者用过的针扎伤后接种乙肝疫苗等。这类接种想要取得较好的预防效果还可以与被动免疫制剂(特异性免疫球蛋白)同时使用,暴露后接种时间越早效果越好,一般要求在暴露后24小时内完成第1次接种。

(三)什么是国家免疫规划疫苗(一类疫苗)?什么是二类疫苗?

我国的疫苗分为2类:一类疫苗是指国家规定的必须接种的疫苗,并且完全免费,家长需要做的只是按时带孩子去接种。在这里需要提醒各位家长,一定要按时接种,如有缺项、漏项则会影响孩子入托、入学和出国留学等。

二类疫苗是指需要个人自费、自愿选择接种与否的疫苗。

(四)二类疫苗有必要接种吗?

很多家长认为,"既然国家没有强制接种二类疫苗,那代表这类疫苗并不重要,可以不用接种!"

这种想法是大错特错的,虽然二类疫苗并没有纳入强制接种的范畴,但并不是说二类疫苗不好,而是因为国家规划及其他原因,将疫苗划分出一类和二类。从医学角度来看,疫苗之间不存在这样的区别,任何疫苗在上市之前都需要经过临床试验,只有

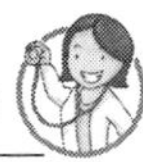

利大于弊才能批准上市。当然，疫苗的分类也不是一成不变的，例如，曾经是二类疫苗的麻风二联疫苗、乙脑疫苗等，现在均已被陆续纳入一类疫苗范围内。

如果经济条件允许，一般建议接种二类疫苗。但也有些家长会说，这不光是钱的事儿，我不想孩子多遭罪，还要承担风险，那么您就要综合考虑以下情况。

1. 孩子的体质如何

对于体质较弱、抵抗力比较差的孩子，一旦发病，可能出现的症状会比较严重，并发症可能会比较多；而身体素质较好的孩子，可能经过简单的治疗就能够痊愈。所以说，某些疫苗对身体好的孩子来说可打可不打，而对身体素质比较差的孩子来说则很有必要。

2. 该疫苗所针对的疾病特异性强弱

如果某种疾病在一定时间比较高发，比如近2年，流行性感冒在冬、春季节流行广泛，且儿童、老年人一旦感染则很容易成为重症患者，那么对于这类人群，提前接种流感疫苗很有必要；另外，从某种疾病的非流行区进入流行区，比如近年来，很多家长会带孩子走出国门，开阔视野，如果目的地在非洲等地，出境之前要针对当地流行疾病进行疫苗接种。

3. 发病概率或一旦发病的后果

如果某种疾病在孩子之间的传播性很大，或者某种传染病一旦感染会造成很严重的后果，建议尽量给孩子进行疫苗接种。比如水痘非常容易在幼儿园、学校等群聚性环境中传播流行，孩子比较容易被感染；再比如b型流感嗜血杆菌感染，能够引起脑膜炎、肺炎等疾病，可危及生命，而且可能会遗留后遗症，那么这2个疫苗建议接种。

(五)哪些二类疫苗最值得接种?

二类疫苗的品种很多,经过梳理,我们总结了一些大家经常听说但不一定了解的疫苗介绍如下。

1. 五联疫苗(灭活脊灰+百白破+b型流感嗜血杆菌疫苗)

[预防疾病] 脊髓灰质炎、百日咳、白喉、破伤风和b型流感嗜血杆菌。

[免疫程序] 在2、3、4月龄或3、4、5月龄进行3剂基础免疫;在18月龄进行1剂加强免疫。

[提示] 五联疫苗对应3种传统疫苗(脊灰疫苗+白百破疫苗+流感嗜血杆菌疫苗),3种传统疫苗共需接种12剂,但五联疫苗仅需接种4剂。五联疫苗造价虽然高一点,但是贵在孩子少挨针,家长少折腾,并且相较于传统的百白破疫苗(图3),该疫苗中百日咳成分工艺更优。

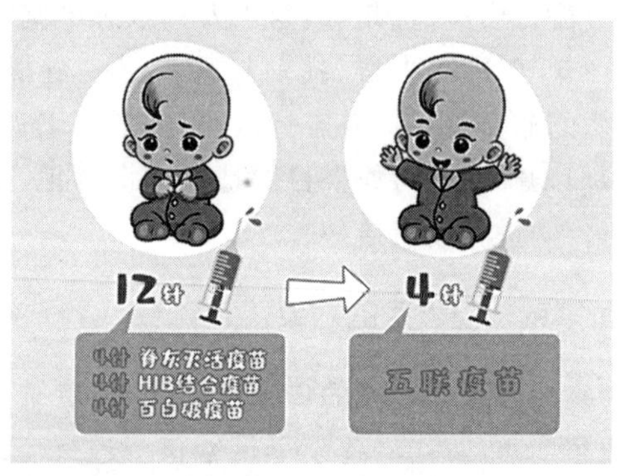

图3 传统疫苗(脊灰+百白破+流感嗜血杆菌疫苗)与五联疫苗的比较

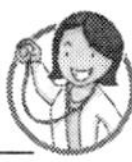

2. 肺炎球菌13价疫苗

［预防疾病］ 肺炎球菌肺炎。

［免疫程序］ 适合2岁以下的婴幼儿。最佳注射月龄在2、4、6月龄进行3剂基础免疫，在12～15月龄进行1剂加强免疫。

［提示］ 世界卫生组织建议，全球各国均应将“肺炎球菌疫苗”纳入本国的儿童免疫接种规划。肺炎球菌疫苗有很多型别（又称为“价”），一般来说，“价”越多越好，但不论“价”的多与少，目前还不能预防所有肺炎球菌的攻击。2岁以下的婴幼儿接种肺炎球菌13价结合疫苗；孩子满2岁后，可接种肺炎球菌23价多糖疫苗。

3. 水痘疫苗

［预防疾病］ 水痘。

［免疫程序］ 1岁接种1针，4岁接种第2次。

［提示］ 水痘疫苗是减毒活疫苗，有的孩子接种后可能出现发热的情况，一般来说2天左右就会退热，只需要对症处理就好。

4. 流感疫苗

［预防疾病］ 流行性感冒。

［免疫程序］ 6个月至3岁儿童注射2针，间隔1个月；3岁以上儿童注射1针，该疫苗在每年的9月到次年的2月接种。

［提示］ 流感疫苗预防流行性感冒（流感），不预防普通感冒。流行性感冒的危害远远高于普通感冒，孕妇、婴幼儿、儿童、老年人、医护人员是重点推荐人群。但由于流感病毒本身变异很快，因此，需要每年接种。

5. 口服轮状病毒疫苗

［预防疾病］ 轮状病毒性腹泻。

［免疫程序］ 2个月至3岁以内的儿童每年口服1次，3～5岁的儿童口服1次。

［提示］ 禁止开水送服。

6. EV71 型灭活疫苗(手足口病疫苗)

［预防疾病］ 手足口病，主要减少重症发生概率。

［免疫程序］ 6个月开始接种，基础免疫2剂次，间隔1个月。

［提示］ 手足口病由多种病毒引起，目前上市的手足口疫苗针对EV71病毒，能预防40％左右的手足口病，降低90％以上患者进展为重症的风险。需要注意的是，如果已注射了人免疫球蛋白，需至少间隔1个月再接种疫苗。少数孩子注射部位会出现疼痛、红肿反应，一般2～3天可自行恢复。

(六)什么是减毒活疫苗？什么是灭活疫苗？

减毒活疫苗与灭活疫苗的区别见表2。

表2 减毒活疫苗与灭活疫苗的区别

	减毒活疫苗（活疫苗）	灭活疫苗（死疫苗）
概念	在人工条件下使病原微生物丧失致病性，但仍保留其繁衍能力和免疫原性的一种疫苗	用物理、化学方法杀死病原微生物，使其丧失毒力，但仍保持其免疫原性的一种疫苗
不同点	不稳定，不易保存和运输，易受光、热影响	稳定，易于保存和运输（4 ℃可保存1年以上）

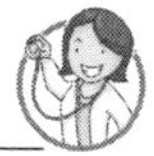

（续　表）

减毒活疫苗(活疫苗)	灭活疫苗(死疫苗)
接种一次即可,且接种量少	接种次数较多,需2～3次,且接种量大
免疫维持时间相对较长,可达1～5年或更长时间,免疫效果牢固	产生免疫效果维持时间短
免疫力较差者可引起严重或致命的反应	安全性能好,不良反应少

减毒活疫苗和灭活疫苗各有利弊,就免疫效果而言,减毒活疫苗要比灭活疫苗预防效果强且维持时间长,灭活疫苗往往需要多次注射加强效果,减毒活疫苗则不需要。

从另一方面来讲,由于减毒活疫苗包含一定感染性的病毒,对体弱和免疫功能很差的小部分人,可能会引发感染。这部分人就需要使用灭活疫苗。

(七)接种疫苗后是不是100%不患相关疾病了?

很多家长会存在这样一个误区,“接种疫苗后孩子就安全了!”虽然,接种疫苗可以大幅度降低所预防疾病的患病率,但是,接种疫苗后并不能100%地保证儿童不患病,原因如下。

1. 某些疾病的致病病原体有很多种或容易出现变异,疫苗不能全部覆盖

疫苗只能做到针对其中一种或几种病原体来产生抗体,达到预防效果,但不能覆盖所有的病原体或该病原体出现变异时原有疫苗也失去了功效。

例如:①手足口疫苗。目前,该疫苗只是针对EV71型(肠道

病毒71型)导致的手足口病,然而,引发手足口病的肠道病毒有20多种,如果感染其他型的肠道病毒,该疫苗就失去了预防效果。②流感疫苗。每年上半年,世界卫生组织会针对该年的流感病毒分型做一个流行病预测,预测出3~4种可能在该年流行的病毒株,然后制作疫苗。既然是预测,就有可能出现误差。如果某一病毒株没有被准确预测,进而没有被该年的流感疫苗覆盖,那么即使注射了流感疫苗,也仍有可能被感染,患流行性感冒。但家长们也不要过于担心,因为流行病预测是一种建立在科学理论基础上的预测,出现误差的概率非常低。

2. 接种疫苗后,体内还没有来得及产生抗体

孩子接种疫苗后,不是立即就产生抗体,而是需要一个时间和过程,通常为1~2周。所以这段时间内,如果与病原体接触,还存在被感染的可能。

这种巧合多见于某种传染病高流行时期,如在流行性感冒高发时期,虽然接种了流感疫苗,但是在抗体还没产生前与患者发生密切接触,还是有被传染的可能。

3. 疫苗接种没有成功,免疫失败了

几乎没有任何一种疫苗保护率能达到100%,大多数疫苗的成功率在80%~95%,另外有5%~20%接种失败的人群,不能成功产生抗体,还有可能会患病,具体原因尚不清楚,可能与个人体质有关。比如乙肝疫苗,有些人接种后,抗体依然为阴性,不能起到保护作用。

4. 疫苗存在质量问题

疫苗存在质量问题不是常态,但也曾经发生过。2016年,山东警方破获案值5.7亿元的非法疫苗案,让无数家长担心、愤怒。不过经过此事之后,国家对疫苗的管控更加严格,家长对疫苗的

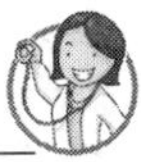

选择也更加慎重。总而言之,为保险起见,还是建议大家要到国家指定的医疗部门进行免疫接种,千万不可贪图便宜或相信通过特殊渠道获得的疫苗。

(八)如何得知疫苗是否接种成功?

一般情况下,接种疫苗后是无须检测的,因为市售的疫苗必须经过足够的接种成功率研究,达到业内公认标准才能上市。家长没有必要因为这极少数可能失败的案例,就带孩子去检测抗体,增加不必要的紧张,但是家长如果实在不放心,可采取以下方法。

1. 去医院检测抗体

有些抗体我们是可以到医院去检测的,如乙肝抗体、风疹抗体,但其他疫苗接种后是否产生抗体,医院无法检测。

2. 参加疾病预防控制中心疫苗抗体监测调查

疾病预防控制中心会定期开展免疫成功率监测和人群抗体监测等项目,包括麻疹、脊髓灰质炎、风疹、水痘、流行性乙型脑炎、流行性腮腺炎、白喉、百日咳、破伤风等,家长们可以咨询当地的疾病预防控制中心,自愿带孩子参与。

3. 卡介苗:观察瘢痕及皮试

还有一种特殊的疫苗——卡介苗,一般可以通过手臂瘢痕来确认是否接种成功(图 4)。不过也有 10%左右的孩子,瘢痕可能找不到或难以辨认。如果孩子接种卡介苗后一直没有瘢痕,家长实在不放心的话,可以给孩子做 PPD 试验。

PPD 是结核菌素蛋白衍生物,是一种可以检测卡介苗是否接种成功的试剂。一般 PPD 皮试注射在左前臂,注射后 48～72 小

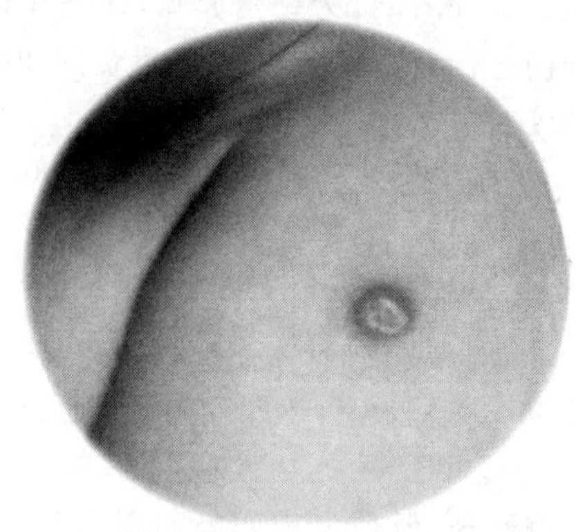

图 4　接种卡介苗后产生的瘢痕

时，由医师测量皮试反应程度，做出皮试结果。

孩子从出生后就开始接种各种疫苗，尤其在 0～1 岁这个阶段，必须接种的一类疫苗、推荐接种的二类疫苗，加起来多达十几种，家长们没有必要担心这个疫苗是不是接种失败，那个疫苗是不是没有产生抗体。作为家长，真正需要做的是：及时带孩子接种疫苗，不要因为一些不必要的原因推迟或漏掉疫苗接种，及时、按程序接种，才能给孩子带来最大的保护！

（九）早产儿能否进行免疫接种？

很多家长认为，早产儿接种疫苗的时间是按纠正年龄来计算的，如早产 1 个月，就晚 1 个月接种。

其实不是这样的！

只要孩子体重＞2500 g，并且身体状况稳定，哪怕是早产儿也能按常规出生年龄接种疫苗，不需要按纠正年龄接种。

主要有两大原因：①疾病不会等孩子身体更康健才发生，如果孩子没有疫苗的保护，健康无法得到保证。②早产儿一般体质

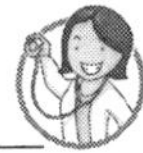

更差，比足月孩子更需要疫苗保护，所以更应及时接种。

如果新生儿的体重＜2500 g，情况会相对复杂一点。因为对于这类孩子来说，乙肝疫苗第 1 针的效果会比较差，这就需要孩子在 1 月龄时，再接种一针乙肝疫苗，以此作为起点，按照预防接种程序，顺延接种各种疫苗。另外，也要提醒各位家长，有研究表明，35 周之前出生的早产儿，对百日咳的免疫效果不好，所以，需要慎重对待。

（十）接种疫苗前后应注意什么？

1. 疫苗接种前的注意事项

（1）带好《儿童预防接种证》。这是孩子接种疫苗的身份证明，长大以后办理入幼儿园、小学，甚至出国留学等都是需要的。

（2）向医师了解相关事项。掌握疫苗的适应证、禁忌证和注意事项，以便保护好孩子的安全。

（3）接种前一天给孩子洗澡，做好皮肤清洁工作，接种当天最好穿清洁、宽松的衣服，便于医师施种。

（4）如果孩子有不适，例如，新生儿黄疸未消退，患有结核病、急性传染病、肾炎、心脏病、湿疹、免疫缺陷病、皮肤敏感者等需要暂缓接种。

2. 疫苗接种后的注意事项

（1）接种疫苗后应当用棉签按压注射部位几分钟，不出血时方可拿开棉签，不可揉搓接种部位。

（2）接种完疫苗以后不要立即离开，要在接种场所休息 30 分钟左右，如果孩子出现高热和其他不良反应，可以及时请医师诊治。

（3）接种后让孩子适当休息，多喝水，注意保暖，防止引发其他疾病。

(4)接种疫苗的当天不要给孩子洗澡,还要保证接种部位的清洁,防止局部感染。

(5)口服脊髓灰质炎病毒糖丸活疫苗后 30 分钟内不能进食任何温、热的食物或饮品;接种百白破疫苗后,若接种部位出现硬结,可在接种后第 2 天开始进行热敷以帮助硬结消退。

(6)如果孩子在接种疫苗后出现轻微发热、食欲减退、烦躁、哭闹的现象,家长可不必担心,这些反应一般几天内会自动消失;但如果反应强烈且持续时间长,需立即就诊。

(十一)哪些儿童暂时不能进行疫苗接种?

1. 正在发热的儿童应先查明发热的原因,待病愈热退后再接种。

2. 患有各种急性传染病或痊愈后不到 2 周、处于恢复期的儿童不宜接种。

3. 新生儿出院后 2 周内或体重<2500 g 者,不宜接种。

4. 有活动性肺结核、心脏病、肾病、血液病等重症慢性疾病的儿童应暂缓接种。

5. 有过敏性体质、哮喘、荨麻疹或接种疫苗后有过敏史的儿童不宜接种(不含过敏原的疫苗例外)。

6. 接种部位有严重的皮炎、银屑病、湿疹及化脓性皮肤病的儿童应治愈后再接种。

7. 最近 6 周内曾注射过免疫球蛋白的儿童,也应推迟接种。

8. 重度营养不良、严重佝偻病、先天性免疫缺陷的儿童不宜接种。

9. 腹泻的儿童,大便每天超过 4 次者,不宜服用脊髓灰质炎病毒糖丸活疫苗。

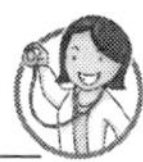

10. 神经系统发育不全，有脑炎后遗症、癫痫、抽搐等疾病的儿童，不宜接种乙型脑炎、百白破疫苗。

11. 当孩子正在接受免疫系统治疗时应推迟常规接种，因为激素、抗代谢药物、细胞毒性药物均会降低机体免疫反应。

总结为一句话：要在孩子身体最佳状态下接种疫苗！

（十二）疫苗接种后有哪些常见的不良反应？

疫苗接种后可能会产生一些不良反应，这是由疫苗本身固有的特性所引起，反应较轻微、局限，呈一过性。

1. 局部反应

疫苗接种后局部接种部位出现红肿、疼痛和硬结。

红肿常出现在皮下注射后数小时至 24 小时或稍后，常伴疼痛，这种反应多在 48～72 小时消失；硬结常出现在接种含吸附剂的疫苗，7 天至 3 个月消退，部分硬结较长时间消退；卡介苗化脓及瘢痕出现在接种卡介苗 2 周左右，接种部位出现红肿，以后化脓或溃疡，3 个月内结痂脱落，留有瘢痕。

2. 发热

疫苗引起的发热反应，体温一般不超过 38.5℃，持续 1～2 天，很少有 3 天以上者。

3. 皮疹

麻疹、腮腺炎、风疹疫苗接种后 5～7 天可能出现稀疏皮疹，一般 7～10 天消退。水痘疫苗接种后 12～21 天常出现丘疹或疱疹，数量少，不结痂，发热轻。

4. 其他

乏力、全身不适、烦躁不安等症状，一般 1～2 天后症状消失。

（十三）疫苗接种后出现不良反应应如何处理？

1. 注意休息，多饮水，加强观察，防止继发感染。

2. 局部反应一般不需特殊处理。较重的局部反应，可用干净的毛巾热敷，每日数次，每次 10～15 分钟。

3. 卡介苗引起的局部反应应加强护理，勤换衣服，严禁挤压或冷、热敷，局部形成的脓疱一般无须特殊处理，会逐渐自行吸收或破溃成溃疡，3 个月内结痂脱落而形成瘢痕。如局部破溃，严重时可外用抗生素，预防感染。

4. 皮疹、低热一般无须特殊处理，全身反应严重或发现高热者需及时就诊。

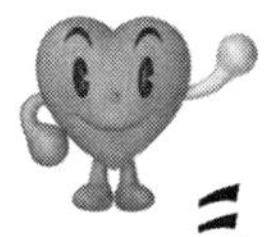

三、呼吸道传染病

（一）概述

1. 什么是呼吸道传染病？

呼吸道传染病是指病原体从人体的鼻腔、咽喉、气管和支气管等呼吸道感染侵入而引起的具有传染性的疾病。常见的病原体有病毒、细菌、衣原体、支原体等。常见的呼吸道传染病有流行性感冒、麻疹、水痘、风疹、流行性脑脊髓膜炎、流行性腮腺炎、肺结核等。

冬、春季是呼吸道传染病的高发季节，儿童、老年人、体弱者、营养不良或慢性疾病患者、过度劳累者、精神高度紧张者等人群易患呼吸道传染病。不同的呼吸道传染病有不同的临床表现，但总体来说，呼吸道传染病一般发病都比较急，并且基本都伴有发热、咳嗽、咳痰等卡他症状。

2. 呼吸道传染病有哪些特点？

（1）传播范围广，传播途径易实现：呼吸是每一个人必备的生存技能，如果吸入的空气中存在呼吸道传染病的病原体，人就容易受到感染。

（2）有较强的传染性：由于呼吸道传染病的传染性强，传播途径多，流行性广，人群普遍存在易感性，其中婴幼儿和老年人发病率较高，而青年人流动性大，接触传染源的机会较多，故发生呼吸道传染病的概率也很高。

(3)具有一定的季节性：冬、春季是呼吸道传染病的高发季节。由于冬、春季是各种细菌、病毒生活的温床，这个时段各种病原微生物较多，冬、春季节室内外温差较大，人的呼吸道难以在短时间内适应周围环境的变化，并且人的活动量在这两季相对较少，免疫力明显下降，所以，冬、春季节是呼吸道传染病的高发时期。

3. 儿童为什么容易感染呼吸道传染病?

儿童较成人更容易发生呼吸道传染病，特别是学龄前儿童，主要原因有以下3点：①儿童器官发育不成熟，极易受到各种病原体的侵袭；②儿童免疫力低下，发生呼吸道传染病感染的概率大；③儿童在幼托机构接触密切，感染机会大，加之生活环境变化，生活规律受到影响，且儿童缺乏一定的自我保护意识和能力，容易导致感染。例如，儿童咳嗽、打喷嚏时不会躲避，而且幼托儿童对于个人物品没有概念，可能会与其他小朋友的毛巾、水杯、餐具等混用，这都会增加感染的概率。

4. 日常生活中如何预防呼吸道传染病?

(1)避免接触高热、咳嗽、胸闷等呼吸道感染症状的患者，如发现家人有明显呼吸道症状请及早就医，并做好隔离措施。勤洗手，不随地吐痰，打喷嚏、咳嗽时一定要捂住口鼻。

(2)避免长时间在人群拥挤的地方逗留，减少空气传播机会。

(3)保持室内空气流通，即使在冬季，每天也要开窗通风。

(4)根据天气变化，注意防寒保暖、均衡饮食、适量运动、充足休息。

(5)学校或家长应定期开展关于呼吸道传染病健康知识的学

习，使儿童能够加强自我防护和保健意识。

(6)按时接种疫苗，增加机体特异性免疫能力(图 5)。

户外运动
注意保暖
经常洗手
注射疫苗
开窗通风

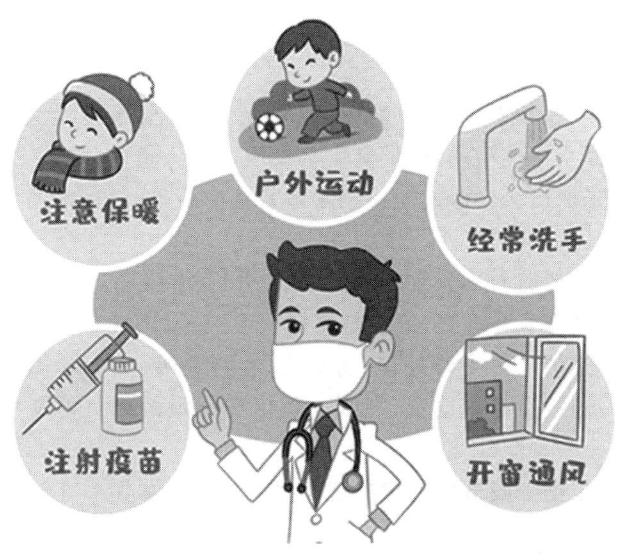

图 5　预防呼吸道传染病的措施

5. 学校或幼托机构出现群体性呼吸道传染病时怎么办？

在某个地区某种呼吸道传染病暴发疫情时，学校或幼托机构应提前做好应急预案，简单预案如下。

(1)加强学校疫情的监测与报告。凡学校或一个班级在短时间内出现多例以上发热(体温≥38 ℃)或出现相关症状，并疑似有传染的病例；或在 1 周内，在同一学校、幼儿园发生 15 例以上疑似病例；或发生 5 例及以上因确诊病例(不包括门诊留观病例)，发生 1 例及以上传染病死亡病例。要在 2 小时内以电话或传真等方式向当地疾病预防控制中心(农村学校向当地乡镇卫生院防保组)报告。

(2)加强晨检,及时隔离患者。实行每天晨检制度,测量体温,发现疑似患者应劝解及时就医并回家休息。

(3)加强室内通风、换气。自然通风不良的,可用机器加强通风;夏季使用空调时,要加强换气,保证足够的新风量;有条件的可使用新风系统。

(4)学校如发生呼吸道传染病的暴发,应根据实际情况对学校提出停止集体活动,尽量避免全校或较多人员的集会。必要时可依法采取班级停课或全校停课等紧急措施,控制疫情的进一步扩散蔓延。

(5)必要时对部分重点班级教室、公用物品进行消毒处理。

(6)加强宣传教育,重点是保持个人卫生,用纸巾掩住口鼻打喷嚏,用过的纸巾妥善处理,勿乱扔;在打喷嚏、咳嗽和擦鼻子后要洗手;通过良好的饮食、规则的锻炼和充足的休息提高机体防病能力。

(7)根据呼吸道传染病疫情类型预防接种疫苗。

(二)能够致命的感冒——流感

1. 什么是流感?

流行性感冒(简称流感)是流感病毒引起的急性呼吸道感染,也是一种传染性强、传播速度快的疾病。典型的临床症状是:急起高热、全身疼痛、显著乏力和轻度呼吸道症状。

本病是由流感病毒引起,可分为甲(A)、乙(B)、丙(C)3 型,甲型流感病毒经常发生抗原变异,传染性大,传播迅速,极易发生大范围流行,甲型 H1N1 流感就是甲型流感的一种。

虽然流感是自限性疾病,有时不经过治疗也可以自行痊愈,但它的危害远远超过其他呼吸道传染病,尤其是婴幼儿、老年人和存在心肺基础疾病的患者容易并发肺炎等严重并发症,从而导致死亡。

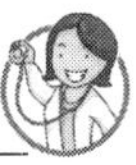

1918 年，由甲型 H1N1 流感病毒引发的“西班牙流感”大流行，横扫美洲、欧洲、亚洲，甚至爱斯基摩人聚集区，造成全球超过 5 亿人感染，5000 万到 1 亿人死亡，可谓人类历史上最严重的流行病疫情。

即便是在 100 年后的今天，人类都还没有完全战胜流感，在英国，和流感有关的肺炎是男性的第六大死因、女性的第四大死因；在美国，上一次较严重的流感季（2014/2015）中，有超过 3500 万人因流感患病，超过 5 万人因此死亡。

在我国，几乎无人谈论“流感致死”。我们曾听说有人死于心肌梗死、肺炎、脑炎、心肌炎或脓毒性休克等各类大多并不传染的常见疾病，但少有人知道，他们之中许多人的病发及突然病逝，都是因为患了流感以后诱发的其他疾病。

世界卫生组织早前公布的报告结论显示：2003－2008 年，中国的南方城市中，每年每 10 万人口中有 11.3 人因流感死亡，北方城市则每 10 万人中有 18 人因流感死亡；死亡多数缘于季节性流感，死者中多数为老年人。

城市的人口越多、密度越大，流感可能导致的危险就越大。整个美国，100 万人口以上的城市仅 9 座，超过 200 万的只有 4 座，而在中国，仅中心城区人口在 200 万以上的城市就超过 40 座，这些城市的每平方千米人口密度远远超过美国。

在 2017 年末至 2018 年初出现的流感阶段性高峰中，我国有数个城市（北京、上海、南京、石家庄等），仅一家儿童医院的一日门诊量，即已超过 1 万，数目相当触目惊心，而且出现了公众“疯抢达菲”“达菲卖断货”的现象。

尽管与 1918 年大流感相比（感染者的死亡率超过 2.5％），现今季节性流感的病死率不到 0.1％，但是，流感仍是不可忽视的传染病之一。

2. 流感与普通感冒有什么不同?

感冒一般分为普通感冒和流感,都是呼吸道常见疾病,两者不同点见表 3 和图 6。

(1)病原体不同:普通感冒的病原体主要为鼻病毒、细菌及支原体,攻击人体的能力较弱,一般人在受凉、雨淋、过度疲劳后,因抵抗力下降时容易发病;而流感的病原体为甲型流感病毒、乙型流感病毒、丙型流感病毒,致病力较强,特别是有几种类型的流感病毒,可致死亡。

(2)有无传染性:普通感冒一般不传染,而流感的传染性很强,并且容易暴发群体性疫情。

表 3　流感与普通感冒的区别

	流感	普通感冒
病原体	流感病毒	100 多种病毒,鼻病毒最常见
影响范围	全身性为主	呼吸道局部症状为主
发病速度	突发性	突发或渐进性
病情	无法上课或工作	较轻微
流行期间	冬季多	一年四季,冬、春季较多
传染性	高传染性	传染性不一
发热	高热(体温可达 39～40 ℃)	有时有,较轻
头痛	很常见	偶尔
肌肉酸痛	常有且严重	轻微
常见并发症	支气管炎、肺炎、小儿惊厥	中耳炎及其他
治疗	可用抗病毒药物	不建议抗病毒药物和抗生素
预防(疫苗)	流感疫苗(但不是万能)	无

普通感冒？
头痛较少
体温正常
轻微疼痛
喷嚏
流涕
咽痛
轻度到中度干咳
流行性感冒？
头痛明显
高温
疼痛明显
疲惫乏力
剧烈咳嗽
胸部不适感

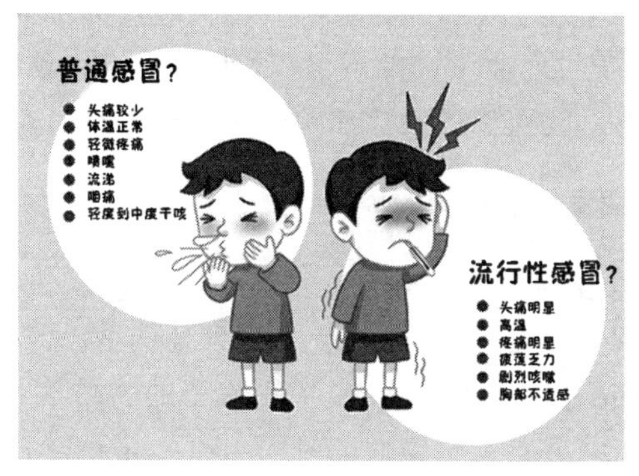

图 6　普通感冒与流行性感冒的区别

(3)症状不同：普通感冒一般是上呼吸道症状重(鼻塞、打喷嚏、流鼻涕)，全身症状轻；而流感恰恰相反，可能不表现出上呼吸道症状，但是会出现高热、头痛、肌肉及关节疼痛等全身症状。

(4)并发症程度不同：普通感冒患者一般不会产生并发症，偶尔合并中耳炎等细菌感染，一般 3～5 天痊愈，但重症流感患者(婴幼儿或老年人)可能并发肺炎、呼吸衰竭、心力衰竭、急性呼吸窘迫综合征等疾病，严重者可致死。

3. 甲流、乙流、禽流感、H1N1、H5N1 等都是什么意思?

流感病毒家族的主要成员有甲(A)、乙(B)、丙(C)3 型，是引起所有动物流行性感冒的病原体。甲型(A 型)流感病毒感染哺乳动物及鸟类；乙型(B 型)流感病毒几乎只感染人类，疾病的产生通常较甲型流感病毒温和；丙型(C 型)流感病毒虽然只感染人类，但并不会引起严重的疾病。

甲型流感病毒由于其抗原易发生变异，在引起人类流感流行上最为重要，是反复流行最为频繁和真正引起全球周期性流感流行的重要病原体。

H1N1、H5N1、H7N9……是甲型流感病毒的不同亚型，一旦发生变异，对于与之前不同的亚型，原来的治疗和预防措施都会大打折扣，因此，为流感的治疗和预防带来极大的困难。

4. 流感病毒能被杀灭吗？

流感病毒在活体细胞外是无法复制的，因此，流感病毒离开人体进入外界环境时，它们在数量上将只减不增。流感病毒在空气中可能“存活”半小时左右；在坚硬致密的物体表面（如“门把手”）能够“存活”并具有传染性的时间为 2 ～8 小时，在柔软多孔的物体（如“干纸巾”）上则可能短至数分钟。

流感病毒对常用消毒剂（1%甲醛、过氧乙酸、含氯消毒剂等）及紫外线均敏感，而且它们不耐热，100 ℃加热 1 分钟或 56 ℃加热 30 分钟即可灭活。

流感病毒耐低温和干燥，真空干燥或－20 ℃以下仍可存活，所以，这就是为什么在冬、春季节容易暴发流感疫情。

5. 流感是怎么传播的？

首先，需要明确几个概念：①不存在“细菌性流感”，“细菌”无法让你患上流感；②“普通感冒”不会自己变成流感；③“着凉”“风寒”“风热”可能会引起一些“感冒症状”，但都和流感无关。

被感染流感的原因只有一个，那就是被传染了足量的有活性的流感病毒。

病毒无法通过“完整皮肤接触”入侵人体，它们只有接触口、鼻、眼 3 处的“黏膜”才能入侵（口唇不是“皮肤”，是人类特有“外翻的黏膜”）。

流感病毒最主要的传播方式是通过飞沫传播。

而流感患者排出的飞沫量的多少如下：打喷嚏＞咳嗽＝唱歌＝大声说话＞轻声说话。

所以说，流感病毒进入人体有两种方式（图 7）：一种是流感病

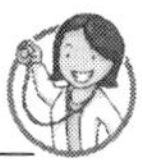

毒通过飞沫，经过呼吸道，进入人体。另一种是流感病毒通过间接接触进入人体，例如，纸巾上有病毒，你用纸巾擦鼻涕，流感病毒就通过鼻黏膜进入人体。

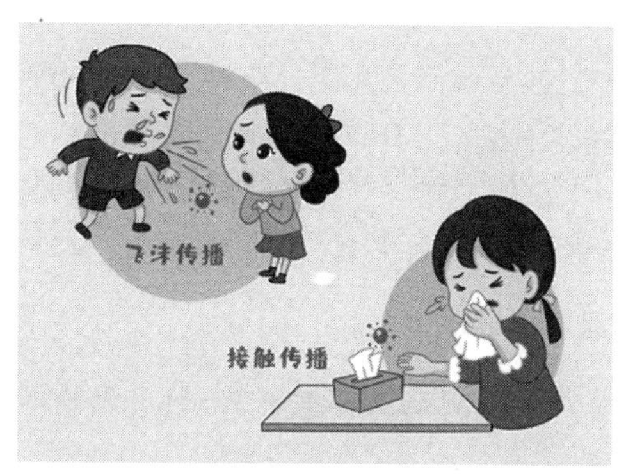

图 7　流行性感冒的传播途径

6. 流感好发于哪个季节？

流行性感冒一般好发冬、春季节。干燥冬季更易导致流感高发的重要原因就是：温度、湿度越低，病毒保持活性的时间越长，传染能力越强。再之，冬、春季节天气寒冷，开窗通风较少，空气不流通，这与流感的传播也有密切的关系。

7. 流感的症状有哪些？

(1)轻型流感：急性起病，轻或中度发热，全身及呼吸道症状轻，2～8 天自愈。

(2)典型流感：起病急，主要症状为高热、寒战、头痛、全身酸痛等全身中毒症状，但咳嗽、流涕、咽痛等上呼吸道症状往往较轻。

(3)肺炎型流感：初期类似典型流感症状，1 天后病情迅速加重，出现高热、呼吸困难，可伴有心、肝、肾等并发症，多于 5 ～10 天发生呼吸、循环衰竭，预后较差。一般婴幼儿、老年人感染流感病毒后容易导致肺炎型流感，所以这两类人群感染流感病毒应格外注意。

(4)其他类型：流感暴发大流行期间，还可能出现以下几种类型，即除典型流感症状外，还并发其他的某些症状：胃肠型流感，会出现呕吐、腹泻等消化道症状；脑膜脑炎型流感，如出现意识不清、剧烈头痛等神经系统症状。

8. 为何流感能够致命?

流行性感冒（流感）之所以能够致命，与流感病毒进入人体后，人体的免疫反应有关。

第一步：流感病毒进入人体以后开始快速复制，并损害机体的上皮细胞；面对外来的“入侵者”，白细胞作为人体与病原体斗争的“卫士”也立刻投入战斗，见到流感病毒就砍，很多时候甚至会误伤到“自己人”。硝烟过后，流感病毒横尸遍野，上皮细胞也损失惨重。上皮细胞受损，机体则会表现为呼吸道充血、水肿，分泌物大量增加，出现咽喉肿痛、鼻塞、流涕、咳嗽等症状。

第二步：白细胞这边“炮火不断”，流感病毒那边也在“生生不息”，继续复制。眼看战事进入僵持阶段，白细胞决定将战争升级，彻底消灭流感病毒，于是心生一计，升高体温。流感病毒不耐高温，在高温环境下，流感病毒就不能复制，此时，人体表现出发热的症状。一般情况下，战争进行到这个阶段，白细胞都会是胜利者，也就意味着，流感快痊愈了，所以，在这里提醒各位家长，孩子罹患流感出现发热症状时，千万不要急于降温，如果一味地降温，就是在帮助流感病毒。临床上建议，流感患者如体温不超过 38.5 ℃，一般只给予物理降温用来缓解患者发热不适的症状。

如果持续发热，白细胞也没能战胜病毒，甚至抑制不住流感病毒的疯狂复制，那就进入了第三步——白细胞决心与流感病毒

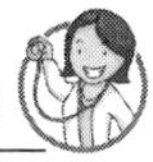

同归于尽。于是白细胞启动了自毁装置——细胞因子风暴(最大量的细胞因子被释放出来,甚至能够摧毁整个身体),在这种情况下,病毒是不是被消灭了,这要因人而异,但肯定的是,很多器官都遭受到了致命的攻击。轻者出现肺炎,重者则会出现急性呼吸窘迫综合征、休克、多脏器功能衰竭等危重情况。

这就是流感病毒能够短时间内致命的真正原因。

9. 如何初步判断是否患了流感?

(1)在流感流行时期,不管出现以下哪种情况,都要考虑可能患了流感。

1)发热伴咳嗽和(或)咽痛等急性呼吸道症状。

2)发热伴原有慢性肺部疾病急性加重。

3)婴幼儿和儿童发热,未伴其他症状和体征。

4)老年人(年龄≥65 岁)新发生呼吸道症状或出现原有呼吸道症状加重,伴或不伴发热。

5)重症患者出现发热或低体温。

(2)在任何时期,在下列情况下,出现发热伴咳嗽和(或)咽痛等急性呼吸道症状,也应考虑可能患了流行性感冒。

1)发病前 7 天内曾到有流感暴发的单位或社区。

2)与流感可疑病例共同生活或有密切接触。

3)从有流感流行的国家或地区旅行归来等。

自我判断及家人帮助判断属于早发现,应及时到医院早确诊、早治疗,特别是婴幼儿,早期诊断、早期治疗可以有效地遏制流感病毒的复制,减少并发症的发生。

10. 患了流感怎样确诊?

首先,血常规既不能确诊流感,也不能做初筛。初筛及确诊方法如下。

(1)甲型(或乙型)流感病毒抗原检测:要求采集患者的鼻拭

子标本。

该方法的优点是操作简单，出结果快（一般为20分钟），方便、无痛苦，患者依从性好；缺点是该方法不够准确，假阴性（即虽然感染了流感病毒，但检查结果显示没有感染）率接近50%。

（2）甲型（或乙型）流感病毒核酸检测：要求采集患者的鼻拭子或咽拭子标本（图8）。

该方法敏感性较高；缺点是出结果慢（2～3小时），也可出现一些假阴性。

（3）甲型（或乙型）流感病毒培养：要求采集患者的含漱液或咽拭子标本。

该方法是流感病毒检测的金标准，但需要严格的技术和仪器设备，并且耗时较长。

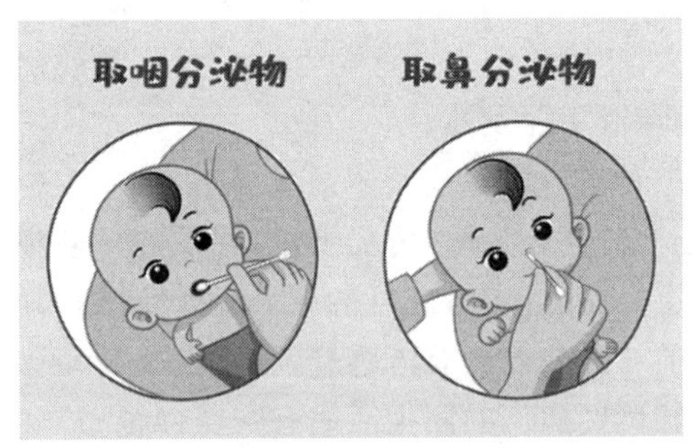

图8　咽拭子与鼻拭子采集的方法

11. 患了流感如何治疗？

早诊断，早进行抗病毒治疗，并注意多饮水和多休息，一般预后很好。

少数出现严重并发症的重症患者，主要采取对症支持治疗。

由于感冒后可能继发细菌感染，因此，有些患者在治疗过程中要同时给予抗生素治疗。

12. 什么时候应用抗病毒药物较好?

世界卫生组织、美国疾病控制与预防中心(CDC)及我国流感相关诊治指南均一致推荐:重症流感高危人群及重症患者,应尽早(发病48小时内)给予抗流感病毒治疗,越早使用越好,不必等待病毒检测结果;如果发病时间超过48小时,也应进行抗病毒治疗。普通流感患者,为缩短病程、减少并发症,在发病48小时内也可以进行抗病毒治疗。

13. 患了流感,在药店买的"感冒药"和"消炎药"有用吗?

治疗病毒性感冒的常用药物有利巴韦林、炎琥宁、氯苯那敏等,上述药物虽然可以有效缓解患者临床症状,但是对流感患者康复效果并不理想,也就是说在药店买的"感冒药"和"消炎药"仅对感冒的症状有所缓解,但无法从根本上控制流感病毒。

14. 网传"达菲不良反应很多",确实如此吗?应该如何正确服用?

"达菲"的医学名称为磷酸奥司他韦,是全球公认的一种有效防治流感的药物,其主要作用机制是抑制流感病毒在人体内复制,且该药物具有极快的吸收速度,因此,起效快,具有较高的特异性,可极大消除流感病毒。磷酸奥司他韦不仅治疗效果理想,还具有较高的安全指数,可用于成人和≥1岁儿童的甲型流感和乙型流感治疗,并且可用于成人和≥13岁青少年的甲型流感和乙型流感的预防。

用法用量:对于流感治疗,从症状开始的第2天起,成人和青少年(>13岁)每次75 mg,每日2次,连续用药5天。

对于1岁以上的儿童推荐按照下列体重-剂量表(表4)服用,最重要的是遵医嘱执行。

表 4　磷酸奥司他韦体重-剂量表

体重(kg)	推荐剂量(mg)	(服用 5 天)
≤15	30	每日 2 次
15～23	45	每日 2 次
23～40	60	每日 2 次
>40	75	每日 2 次

对于流感预防，成人和青少年(>13 岁)每次 75 mg，连续用药 7 天，可预防 6 周，服用时间越长，累计剂量越大，其预防的时间也越长。

15. 流感患者需要住院治疗吗？

对于轻型和典型流感患者，家中隔离，多饮水、卧床休息，遵医嘱按时按量服用抗病毒药物即可。但对于症状较重的患者，特别是合并各种并发症的患者则需要尽早住院治疗，在抗病毒治疗流感的同时，针对并发症进行对症治疗。

16. 流感可以治愈吗？

流感属于自限性疾病，未合并基础疾病，且抵抗力良好的患者，通常 3～7 天症状逐渐消失或完全自愈。但该病传染性强，容易导致并发症的发生，故确诊流感时，应尽早使用抗病毒药物治疗。世界卫生组织推荐磷酸奥司他韦作为临床治疗和预防流感的首选用药，疗效确切，具体用药请结合临床，以医师面诊指导为准。

同时，患者应在家卧床休息，减少出入公共场所及人群密集之地。此外，饮食宜清淡，如合并其他系统疾病，需及时到医院就诊治疗。

17. 流感患儿什么时候没有传染性?

实际上,对于流感患者来说,体温恢复正常、症状完全消失就意味着痊愈了,也就不具有传染性了。倘若一定需要有个标准来衡量的话,那就是去医院做甲型或乙型流感病毒核酸检测,如果2次核酸检测均阴性代表患者没有传染性。

18. 患过流感后是否终身不会再患?

流感病毒的变异速度非常快,流感病毒每年都在不断变化,流感病毒有很多不同亚型,感染一种亚型流感病毒,会对这种亚型产生免疫,但不等于对其他亚型也会产生免疫,也就是说无法避免其他亚型流感病毒引起的流感。

并且,在感染流感病毒之后,随着时间的推移体内的抗体会逐渐减少,所以,患过流感之后并不能保证不会再次患上流感。

19. 流感患儿饮食应注意什么?

(1)患儿适宜进食的食物:流感患儿一般食欲较差,饮食上应选择清淡、易消化、高维生素的食物,少食多餐,并多饮水。水果可以选择西红柿、猕猴桃、橙子,亦可制作成果汁饮用。主食可以选择半流质食品,如面条、面片汤、米粥等。

(2)患儿不宜饮用的食物:生冷、高盐分、油腻、辛辣等的食物,烹饪各种食物时不要放多种调料,少许油与盐即可。

20. 如何护理流感患儿?

(1)做好发热护理是最重要的:首先家长应明确一个概念,发热不是病,而是一种症状,是孩子自身在和病菌对抗的过程,这个过程对人体有益无害,在生病时能起到报警作用。虽然发热本身无害,但孩子发热时会感到不舒服,容易口渴,甚至脱水。这时家长要做的就是尽量减轻孩子不适感和补充水分。

物理降温：降低环境温度，保持室温在 24～26 ℃，松解孩子衣物或包被、促进皮肤散热。切记不要用棉被包裹捂热！

温水擦浴（图 9）：最好采用坐式，水温 30～36 ℃，持续 30～40 分钟才能起到较好的降温作用。切记不可冷水或冰水，否则容易引起寒战，反而增加机体产热而使体温更高。更不能用乙醇擦浴，因为孩子皮肤通透性高，乙醇易从皮肤吸收，会造成乙醇中毒。如果孩子手足冰凉，这是由于末梢血管收缩，导致血液循环不佳所致，这时除皮温高的地方用温水降温外，冰凉的手足末端需要保暖，可以热水浸手足、热毛巾包裹手足、用双手揉搓手足等办法来促进局部血液循环达到保暖效果。

腹部以上
湿毛巾轻
轻擦拭
腹部以下
浸泡在温
水中

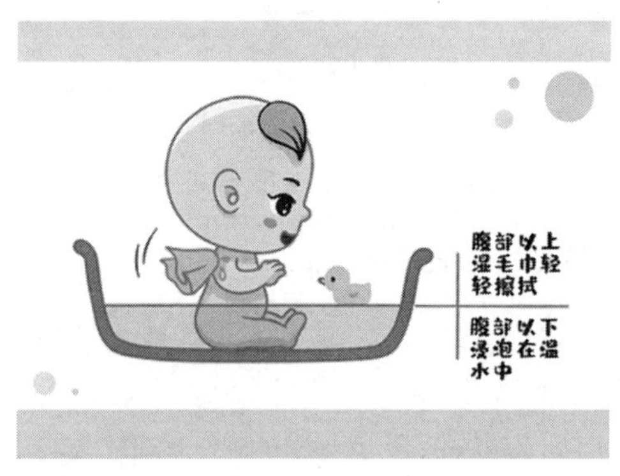

图 9　温水擦浴

药物降温：如果体温≥38.5 ℃，孩子持续高热不退，可以参照说明书或咨询医师服用退热药物，对乙酰氨基酚和布洛芬是小儿发热最常用的退热药，切记儿童不要使用阿司匹林类药物，如果一旦并发瑞氏综合征，后果不堪设想。

（2）惊厥的护理：如果孩子发生高热惊厥，应立即将孩子平卧，头偏向一侧，防止舌咬伤，清除呼吸道分泌物，如果惊厥发作较频繁，立刻至医院就医。

(3)用药护理:一定要遵医嘱按时按量给孩子服用抗病毒药物,一般在饭后半小时服用,防止患儿发生呕吐。

21. 流感患儿居家隔离时,家长应如何做好自我预防?

首先,定时开窗通风。流感病毒主要通过飞沫传播,关闭房间隔绝了冷风,却让细菌和病毒密度上升,会极大地增加病毒传染的概率,因此,在空气质量达标的情况下,家长要多开窗通风。

其次,勤洗手。洗手可预防多种传染性疾病,是一种简单高效的预防感染方式。每次洗手用洗手液或肥皂揉搓双手至少60秒。

与此同时,预防性地服用抗流感药物也是对抗流感不可或缺的武器,磷酸奥司他韦目前被认为是最有效的抗流感药物之一,在接触流感患者48小时内服用磷酸奥司他韦有确切的预防效果。

最后,家长在照顾患儿的时候,一定要戴口罩以免被感染。另外,要注意休息,尽量做到合理饮食,规律作息,适当锻炼,提高机体免疫力。有了健康的身体才会有抵御病毒的能力,家长照顾好自己才能更好地护理患儿。

22. 流感疫苗能绝对预防流感吗?

不能。首先,任何疫苗的保护效率都不是100%,流感疫苗的保护效果每年都会有所不同,每年的疫苗都是针对当年流行毒株进行研制的,接种流感疫苗之后,如果接触到的流感病毒是相同或相似的,则保护作用最大,如果接触到的流感病毒变异较大,则保护作用相对较小。

其次,视接种者的年龄和健康情况而定,老年人、幼儿、慢性病患者等免疫功能相对较弱,一旦感染流感病毒则容易出现症状。另外,其他疾病也可能出现类似流感的症状,需要医师加以鉴别。

23. 流感高发期，家长和孩子如何做好预防？

为了有效地预防流感的发生与流行，最为有效的方法就是在每年流感来临前接种流感疫苗，同时注意做好个人卫生与环境卫生。主要预防措施有以下6点。

(1)勤洗手，使用肥皂或洗手液并用流动水洗手，不用污浊的毛巾擦手。

(2)打喷嚏或咳嗽时应用手帕或纸巾掩住口鼻，事后应立即洗手，尽量避免手触摸眼睛、口鼻。

(3)均衡饮食、适量运动、充足休息，避免过度疲劳。

(4)每天开窗通风数次(冬天要避免穿堂风)，保持室内空气流通。

(5)在流感高发期尽量不带孩子去人多拥挤、空气污浊的场所，必须去时一定要戴口罩。

(6)在流感流行期间，学校、幼托机构等集体机构中，同班级出现流感样病例时，尽量让孩子居家休息，减少被传染的风险。

(三)将战“痘”进行到底——水痘

1. 什么是水痘？

水痘是由水痘-带状疱疹病毒(VZV)引起的急性传染病，冬、春季节发病率较高，可发生于任何年龄，但多见于婴幼儿和学龄前儿童，传染性极强。

有些患者，当水痘痊愈后，该病毒可能残留在体内，并藏在人体的神经内，以躲开免疫系统的“追击”。当它发现人的免疫功能变弱时，就会再次出动，而这一次“发力”则会使人患带状疱疹，所以患过水痘者，日后有可能还会患带状疱疹。

2. 如何杀灭水痘-带状疱疹病毒？

水痘-带状疱疹病毒仅对人有传染性，其存在于水痘患者和带状疱疹患者的疱疹疱浆、血液和口腔分泌物中。

该病毒在外界环境中的生活能力较弱，不能在痂皮中生存，不耐热、不耐酸，对乙醚敏感，因此，日常生活中可以利用高温、酸性溶液等杀灭病毒。

3. 水痘和带状疱疹有什么区别？

(1)相同点：均为同一种病毒即水痘-带状疱疹病毒感染所致；均具有传染性。

(2)不同点：水痘和带状疱疹的临床表现不同。水痘主要表现为全身分批出现的皮疹(图 10)；带状疱疹主要表现为皮肤出现成簇皮疹排列成带状，伴局部神经痛，常出现在腰部。

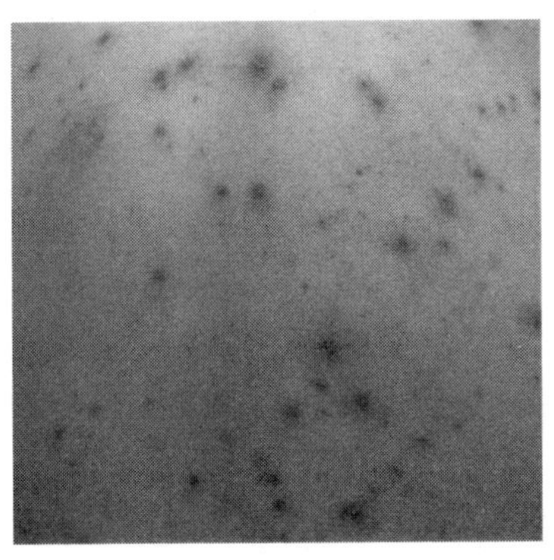

图 10 水痘皮疹

4. 水痘是如何传播的？

(1)传染源：水痘患者是主要的传染源，病毒广泛存在于患者的上呼吸道黏膜和疱疹液中,发病前1～2天至皮疹完全结痂均有传染性。接触带状疱疹患者的疱液也有可能被传染。

(2)传播途径:主要是通过空气-飞沫或直接接触疱疹液体而感染,也可通过接触污染的用物而间接传染。

(3)本病传染性强,人群普遍易感,以儿童多见。

5. 健康儿童接触患有带状疱疹的成人后会感染水痘吗?

会。健康儿童接触患有带状疱疹的成人后会感染水痘,因此成人患带状疱疹后务必与儿童隔离开来。

6. 几岁儿童比较容易感染水痘?

任何年龄都可以发病,但以4～9岁儿童发病率最高,因为在学校和幼托机构群居,比较容易感染水痘。

6个月以下婴儿因从母体获得一定的免疫力而很少发病。

孕妇患水痘时,胎儿可能被感染甚至引起先天性水痘综合征。

7. 什么季节容易出现水痘流行?

冬、春季节容易出现水痘流行,因为冬、春季节较寒冷,大多数人关闭门窗,导致空气不流通;另外,由于温度低,人体的呼吸道黏膜等对外界的抵抗力相对较低,因此,在冬、春季节容易出现水痘流行。

8. 患水痘后会出现什么症状?

感染水痘病毒后不会立即发病,一般有2周左右的潜伏期,最长不会超过3周。潜伏期后,患者出现相应症状,典型水痘病情较轻。患者可出现发热、头痛、咽痛、四肢酸痛等不适症状。

1～2天后皮疹开始出现,最开始为红色斑疹,数小时后变为丘疹并发展为疱疹,数日后疱疹开始干结,最后结痂,经1～2周痂脱落。

水痘皮损表浅，一般痂皮脱落后不会留有瘢痕。水痘患者皮疹数目的多少因人而异，但都会感觉瘙痒，如果将疱疹抓破容易引起继发感染。

9. 重症水痘的临床表现有哪些?

重症水痘少见，有以下3个类型。

(1)出血性水痘：疱疹内有血性渗出或出现瘀点、瘀斑，这类患者可反复发作。

(2)播散性水痘：全身疱疹较密集。

(3)大疱性水痘：疱疹融合成大疱。

10. 什么样的患儿容易成为重症水痘?

虽然重症水痘病情较重，预后差，但家长无须太过担心，一般患儿不易发展成重症水痘，重症水痘主要见于使用激素、化学治疗后、HIV感染等免疫力极其低下的患者。

11. 如何确诊水痘?

大部分典型患者无须进行检查检验，根据流行病学史及临床表现就可以做出临床诊断：近2～3周接触过水痘或带状疱疹患者，患者皮肤出现斑疹、丘疹、疱疹及结痂等。

12. 患了水痘是否需要住院治疗?

(1)轻症水痘患者可居家隔离，不需要住院治疗，如无条件居家隔离的患者，可住院隔离，主要采取病情观察及对症处理。

(2)重症水痘患者需立即就医治疗，治疗原则为镇痛、抗病毒、对症处理及预防继发感染。

13. 目前有治疗水痘的特效药吗?

目前尚无治疗水痘的特效药物,在治疗水痘时主要以抗病毒、止痒和防止感染为主。

(1)抗病毒:静脉注射阿昔洛韦抗病毒治疗,可缩短伴有免疫耐受的水痘及带状疱疹患者的病程。有研究发现,口服泛昔洛韦治疗带状疱疹的疗效优于阿昔洛韦。

(2)止痒和防止感染:皮肤瘙痒显著者,可口服抗组胺药物(儿童慎用)疱疹。未破溃者可用炉甘石洗剂涂抹。

14. 水痘可以治愈吗?

水痘为自限性疾病,一般无须治疗即可自行痊愈。重症患者及时对症治疗,预后较好;极个别重症水痘或并发重型脑炎。肺炎者可导致死亡。

15. 水痘结痂后会留瘢吗?

出水痘期间要注意不要将水疱弄破,一般不会引起感染、留瘢等情况。

但是,如果孩子的水痘破了怎么办?无须过度紧张,科学地处理破损部位。

第一,保持破损部位清洁卫生,避免反复触碰。

第二,必要时破损部位使用抗生素软膏,预防感染。

第三,家长也要注意孩子的日常护理。少洗澡,不要让孩子用手去抓挠,而是要让痘痘自己结痂脱落,这样就可减少瘢痕的形成。

16. 水痘患儿什么时候可以解除隔离?

水痘患者全身皮疹完全结痂后,代表患者已经康复,不再具有传染性,可以解除隔离,回归正常的工作、学习与生活。

17. 患过水痘后是否终身不会再患了?

通常的说法是,感染 1 次水痘后可终身免疫,但现实中也有少数人会再次感染。这可能与个人首次感染水痘后所产生的抗体不足有关,所以,一生只患 1 次水痘的观点并不是绝对的。

18. 水痘患儿居家隔离时家人应如何进行护理?

(1)水痘患者应单间隔离,早、晚室内通风,水痘患者使用的用具、衣物及被褥煮沸消毒或阳光暴晒。

(2)尽量不与水痘患者接触,如必须接触,需戴好一次性医用外科口罩,每 4～6 小时更换 1 次,接触者应勤洗手,避免将病毒播散。

(3)在接触水痘患者 4 天内可以注射水痘-带状疱疹-免疫球蛋白来预防水痘,此时接种水痘疫苗并不管用。

19. 水痘患儿皮疹感瘙痒怎么办? 如何避免小月龄患儿抓破水疱?

水痘患儿会用手去挠痒痒,将疱疹挠破,预防患儿水痘破损的最主要方法就是止痒。下面是防抓挠水痘的 3 种方法。

(1)衣被不宜过多、过厚、过紧,患儿出汗则会使皮疹发痒。

(2)家人可用手隔衣物轻轻拍打以减轻患儿的瘙痒感。

(3)给患儿穿柔软、宽大、棉质的舒适衣物,小孩子可为其戴合适的棉质手套,防止搔抓皮疹。

20. 水痘患儿的饮食应注意什么?

饮食宜清淡、易消化,宜饮绿豆汤、粥、面片、面条等。

忌油腻、生姜、辣椒、香菇、鱼、虾、螃蟹、牛羊肉等刺激性食物。

【水痘食疗方】

(1)红豆/绿豆饮:取红小豆/绿豆适量煮汤代茶饮,或适量加水，慢火煮粥食用。

(2)绿豆薏仁汤：取绿豆 100 g，薏苡仁 100 g，白糖适量，将以上食物加水煮汤，代茶饮用。

(3)胡萝卜芫荽羹：取胡萝卜、芫荽各 60 g，洗净切碎，加水煮烂，加冰糖服，婴儿只服汤汁。

(4)金银花甘蔗茶：金银花 10 g，甘蔗汁 100 ml。将金银花加水煎至 100 ml，兑入甘蔗汁代茶饮。

21. 目前有疫苗可以预防水痘吗？

目前有疫苗可以预防水痘。水痘疫苗的预防效果约为 99%，即使接种疫苗后还有可能会患水痘，但概率很低。

目前有进口和国产的水痘疫苗，在预防效果和安全性上相似，水痘疫苗在我国属于二类疫苗，国家没有强制执行接种，属于自费项目。水痘疫苗作为预防水痘感染的唯一手段，在很多发达国家都已纳入到计划免疫，如果经济条件允许，建议适龄儿童接种。

22. 孩子多大可以接种水痘疫苗？

各医疗站点都推荐 1～12 岁的儿童接种水痘疫苗。特别是 1～5 岁的儿童，因为其生理功能尚未完全发育，自身免疫力较低，因此，感染病菌的可能性更大。有研究表明，1～5 岁的儿童，通过接种水痘疫苗可以有效预防水痘的发生。

23. 接种一次水痘疫苗后是否终身免疫？

接种疫苗后并非终身免疫，一般 5 年后就失去了免疫作用，这时易感者应再次进行接种。

24. 接种水痘疫苗后会出现什么不良反应吗？出现不良反应后怎么办？

接种水痘疫苗后一般无反应，在接种6～18天少数人可有短暂性的发热或轻微皮疹，一般无须治疗即会自行消退，必要时可对症治疗。

（四）曾经堪比“天花”的疾病——麻疹

1. 什么是麻疹？

麻疹是由麻疹病毒引起的一种急性呼吸道传染病，其传染性很强。临床主要特征为皮肤出现弥漫性红色斑丘疹、口腔黏膜斑、发热、眼结膜炎等。

根据记载，在张仲景的《金匮要略》中就有关于麻疹的叙述，并首次提出了“麻疹”这一名称，在宋代就已认识到此病为一种传染病，并能与天花初步区别。

国外关于麻疹的最早记载出现在公元9世纪，当时阿拉伯的医学家认为麻疹是一种轻型天花，至1675年才认识到其是一个独立的疾病。1864年对法罗群岛麻疹流行病学第一次做了确切的描述，并证实麻疹可以在人和人之间经呼吸道传播。

很长时间以来，麻疹作为儿童最常见的一种急性呼吸道传染病，曾被看作是孩子走向成人的一道生死关，其恐怖程度堪比“天花”。但是随着麻疹疫苗的成功研制及广泛应用，麻疹的发病率已经迅速下降，现主要发生在亚洲、非洲、拉丁美洲等发展中国家。

2. 麻疹是如何传播的？

麻疹患者是唯一的传染源，潜伏期至出疹后5天都具有传染性。患者的口、鼻、咽及眼部黏膜分泌物中含有大量病毒，在讲话、咳嗽、打喷嚏时，麻疹病毒可借飞沫散布到周围空气中，经鼻咽部或眼结膜侵入易感者体内。另外，密切接触者也可经被病毒污染的手传播。

麻疹的传染性非常强，只要有一个麻疹患者在封闭空间内咳嗽或打喷嚏，而同室的人没有接种过麻疹疫苗或没有患过麻疹的话，几个小时后，室内多数人将会从空气中感染麻疹病毒。

3. 如何能杀灭麻疹病毒？

麻疹病毒能耐受干燥和寒冷，在－70℃的环境下可保存活力5年以上，冷冻干燥的环境下可保存20年。但该病毒在室温中大多只能存活36小时，因其在体外生存力弱，故当患者离开病室，房间开窗通风30分钟后，即无传染性。

该病毒对热、紫外线和一般消毒剂（乙醚、氯仿）都没有抵抗力，酸性或碱性消毒液可使其灭活，因此，可以通过日光暴晒及一般的消毒剂将其杀灭。

4. 几岁儿童比较容易感染麻疹？

凡是没有患过麻疹，或未接种过麻疹疫苗，或接种过麻疹疫苗但抗体已下降至很低者都容易感染麻疹。

新生儿自母体获得相应免疫力，但这种免疫力只可维持4～6个月，之后随时间逐渐下降，至9个月时就已消失殆尽。婴儿接种麻疹必须等到8个月后，所以，6～8个月的婴儿极易被感染，要进行特别的看护。

5. 麻疹好发于哪个季节？

在未普及疫苗接种的地区，容易暴发麻疹疫情。

在我国，麻疹多出现于冬、春季节。因为麻疹病毒能耐受干燥和寒冷，所以，在冬、春季节，麻疹病毒很容易“横行肆虐”。另外，冬、春季节室温较低，大多数人喜欢关闭门窗，空气不流通。

同时由于环境温度低，人体的鼻黏膜对外界的抵抗力相对较低。综上原因，在冬、春季节更易出现麻疹。

6. 患麻疹后会出现什么样的症状?

麻疹的潜伏期为 8～12 天，感染麻疹病毒后不表现出任何症状。

然后“3 天 3 天又 3 天，留下色素作纪念”。这句话概括的就是典型麻疹出现的 3 个阶段。

第一阶段(前驱期约 3 天)：发热，流涕、刺激性干咳、咽部充血等感冒样症状，眼结膜充血、流泪、畏光。另外，最典型的症状是出现“麻疹黏膜斑”，即在患者口腔的颊黏膜处出现细砂样灰白色小点，外有红色晕圈。

第二阶段(出疹期约 3 天)：体温继续升高，可达 40 ℃，皮疹开始出现(图 11)。出疹首先在耳后发际部位，迅速发展到面颊部，尔后自上而下逐渐蔓延到胸部、背部、腹部及四肢，遍及全身，最后至手掌、足底(图 12)。

第三阶段(恢复期约 3 天)：皮疹出齐后按出疹顺序再逐渐消失，最后会留有棕色的色素斑伴糠麸样脱屑。

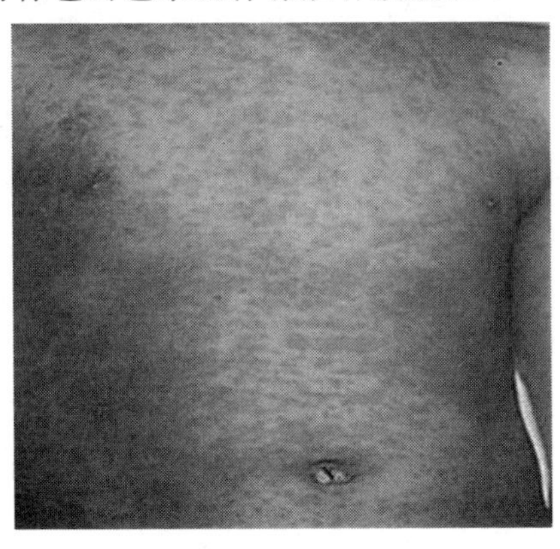

图 11　麻疹皮疹

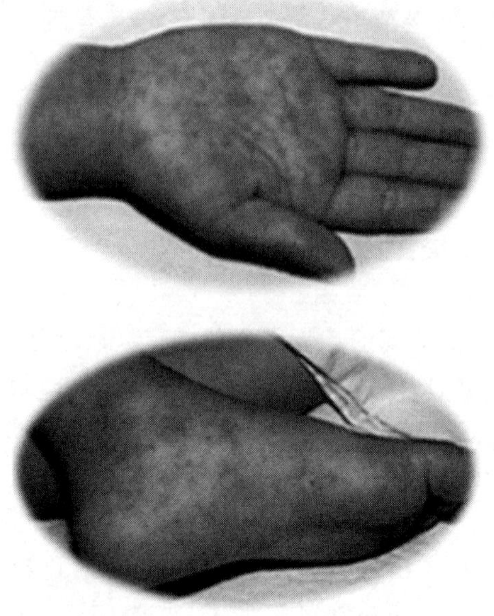

图 12　麻疹患者手足心可见皮疹

7. 麻疹会合并其他疾病吗?

麻疹一般预后良好,但会出现重型病例。

重型麻疹特别容易发生在营养不良、免疫力低下的人群中,如 HIV 感染、应用免疫抑制剂及化学治疗后的患者,但麻疹患者通常不是直接死于麻疹,而是死于其并发症,麻疹最严重的并发症包括脑炎、严重腹泻(导致脱水)、肺炎、心肌炎、喉炎等。

另外,孕妇感染麻疹病情相对较重。妊娠早期易引起自然流产和死胎;妊娠中、晚期易发生死产和早产,但一般不引起胎儿畸变;在分娩前不久患麻疹的孕妇可经胎盘将麻疹病毒传给胎儿,使新生儿发生麻疹。

8. 麻疹和荨麻疹是一种疾病吗？二者如何区别？

两者不是一种疾病，麻疹是一种呼吸道传染病，荨麻疹是一种皮肤性疾病。二者的区别如下(图 13)。

(1)病因：麻疹系病毒感染，属病毒性疾病；荨麻疹系过敏原触发，属过敏性疾病。

(2)传染性、发病年龄，遗传性、潜伏期：麻疹具有传染性，5 岁以下儿童多见，不遗传，潜伏期 9～11 天；荨麻疹不具有传染性，任何年龄均可发病，有遗传倾向，无潜伏期。

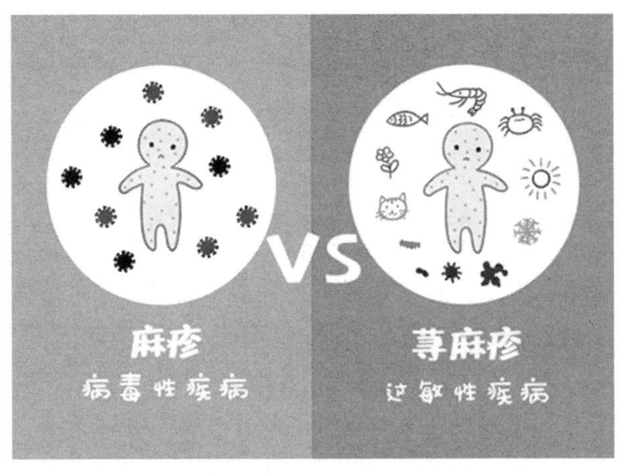

图 13　麻疹与荨麻疹的区别

(3)临床症状：麻疹症状有高热、眼结膜充血、玫瑰色斑等；荨麻疹症状有水肿性红斑(风团)、瘙痒、胸闷、气促等。

(4)治疗及预防：麻疹无特殊治疗，可接种麻疹疫苗；荨麻疹治疗是口服抗组胺药物等。

9. 如何确诊麻疹?

(1)疑似病例:发热、咽痛、畏光、流泪、眼结膜红肿等,发热 3 天左右,全身出现红色斑丘疹;10 天前与麻疹患者有接触。

(2)临床诊断:(1)+在口腔黏膜处见到麻疹黏膜斑。

(3)确诊病例:(1)+医院采血进行病原学或血清学检验阳性。

10. 患麻疹后怎么治疗?

目前尚无治疗麻疹的特效药,一旦患上麻疹,只能对症治疗。

患者在疾病期间注意卧床休息,高热时可适当使用退热药,但应避免急骤降温,尤其是在出疹期,注意皮肤、眼睛、鼻腔、口腔的清洁。多喝水,饮食上给予易消化和营养丰富的食物。同时注意积极预防肺炎、喉炎、心肌炎等并发症。

11. 麻疹患儿发热时,为什么不立即给予退热药?

麻疹第一阶段的症状与感冒有些类似,故很多家长在孩子发热时第一时间给予退热药将体温降下来,其实这样做是很危险的!

因为麻疹只有在一定程度和有时限的发热时,才能促使皮疹及时出现和出齐,通常体温在 38.5 ℃左右时疹子出现,达到 40℃左右时才会顺利出齐,病情即会好转。如果在疹子还未出齐甚至未出现时,就大剂量地应用退热药物,导致疹子不出,轻则延长病程,重则并发各种严重并发症,病死率较高,所以,一般情况下,麻疹患者发热千万别随意使用退热药。而且,患儿患麻疹期间家长也不要看见孩子发热就使用抗生素,这根本没有任何效果。因为麻疹是由病毒引起的,是一种自限性疾病,抗生素对病毒无效,达不到直接的治疗作用,一旦使用的时间不当,对出疹产生影响。

12. 麻疹可以治愈吗?

典型麻疹一般预后良好，如合并肺炎等并发症时，病程较长，一般预后差。

麻疹的预后与患者的免疫力强弱有直接的关系。年幼体弱、营养不良或合并其他基础疾病者，特别是免疫功能低下者，病情往往较重，且较难治愈，容易合并各种并发症。

另外，治疗、护理不当，盲目使用退热药，也常会加重病情。

13. 麻疹患儿什么时候可以解除隔离?

如麻疹患儿未发生并发症，一般在出疹后 5 日即可解除隔离，回归正常生活与学习。

如发生并发症者，应在彻底治愈并发症后再解除隔离。

14. 患过麻疹后是否终身不会再患?

虽然麻疹传染性强，但是只要患过麻疹者，将终身具有免疫力，很少出现第 2 次患病者。

15. 如何护理麻疹患儿?

(1)患儿单间隔离，保持室内安静，整洁，温、湿度适宜，房间每天开窗通风。

(2)患儿患病期间，消化功能减弱，应给予易消化的食物，并鼓励其多饮水。

(3)患儿由于出疹可引起皮肤不适、瘙痒，应注意保持床铺的清洁、干燥、松软舒适，并剪短指甲，避免抓挠出疹部位皮肤，以免造成皮肤破损或感染。

(4)患儿由于结膜出血，出现畏光、流泪，应注意保护眼睛，室内光线不宜太强，眼部分泌物及时使用干净的湿软毛巾擦除。

(5)患儿体温<38.5℃可不采取退热处理或仅用湿毛巾敷前

额等物理降温;若体温>38.5℃,可在医师指导下应用小剂量退热药。发热期间,切忌自行使用大剂量退热药物,以免影响出疹并加重病情。

(6)密切观察患儿病情变化,病情严重时应及时住院治疗。

16. 麻疹患儿饮食应注意什么?

麻疹患者饮食有四忌:一忌生冷;二忌香辣辛热;三忌肥甘厚腻;四忌“发物”(如鱼、虾等)。

17. 陪护麻疹患儿的家长应如何做好消毒隔离?

典型麻疹患儿如有并发症,可居家隔离及护理。

居家期间,患儿单间隔离,尽量选择曾患过麻疹或近几年注射过麻疹疫苗的家长陪护,陪护者 24 小时佩戴好医用口罩,4~6 小时更换 1 次,陪护家长接触患儿后洗手,保持手卫生。

隔离房间每天开窗通风,患儿的玩具可使用一般的消毒剂浸泡消毒,患儿的衣物可以在阳光下暴晒消毒。

18. 目前有疫苗可以预防麻疹吗?

目前预防麻疹最有效的预防方式即为注射疫苗——麻疹减毒活疫苗,它是用活的麻疹病毒经过科学方法处理后降低它的毒性成分,病毒失去了使人致病的能力,但仍能激发人体内对麻疹的特异性抗体。

此疫苗为国家计划免疫内必须接种的疫苗,易感者都应接种麻疹减毒活疫苗进行主动免疫,预防率达 95%~98%。

19. 孩子多大可以接种麻疹疫苗?

儿童初次接种麻疹疫苗的年龄为 8 个月,再次免疫接种年龄为 7 周岁。也可 8 月龄初次接种,1.5~2 岁再免疫 1 针以减少初次接种失败。

20. 接种疫苗后是否终身不会感染麻疹?

麻疹疫苗的作用一般维持10～12年,接种麻疹疫苗10年左右后抗体基本全部消失,此时麻疹疫苗已失去作用,因此接种一次麻疹疫苗不能获得终身免疫。

21. 接触麻疹患者后,再接种麻疹疫苗还有用吗?

对于未接种过麻疹疫苗或未患麻疹的人接触过麻疹患者,可采取应急接种麻疹疫苗或注射丙种球蛋白的方法进行紧急预防,并且接种时间越早越好。因为麻疹的潜伏期一般为7～14天,最长可达21天,接种疫苗后7～12天就可产生抗体,比感染后产生抗体的时间短。

即使接种麻疹疫苗较晚未能控制发病,但可减轻症状,减少并发症。

22. 接种麻疹疫苗后会出现什么不良反应吗? 出现不良反应后怎么办?

接种麻疹疫苗后一般无反应。在6～10天,少数儿童可能出现一过性发热及散在的皮疹,一般不超过2天可自行缓解,无须特殊处理,必要时可对症治疗。

23. 网上有报道麻疹疫苗不安全,是否可以不给孩子接种麻疹疫苗?

回答这个问题前,我们先来看一组数据——

美国疾病控制与预防中心(CDC)官网公布的美国麻疹病例数(图14):截至2019年4月11日,美国20个州共出现555例麻疹病例,如无意外,2019年将会是美国几十年来麻疹疫情最严重的一年。

2000年美国就宣布"已经成功消灭麻疹",这得益于美国之前

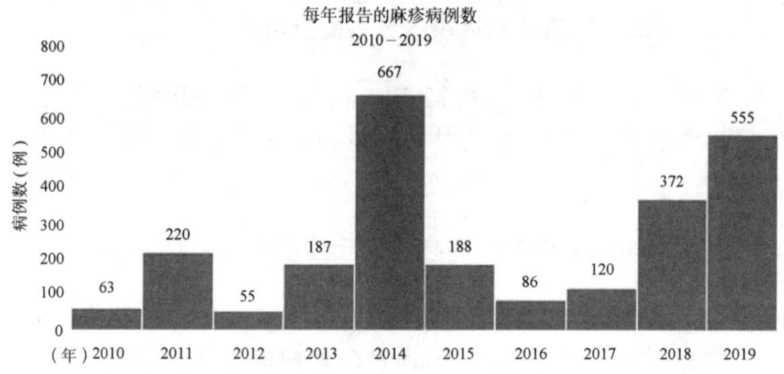

图 14 美国近年来麻疹病例数(截至 2019 年 4 月)

引自：美国疾病控制中心(CDC)

早就普及的疫苗接种，但现阶段美国为什么又出现麻疹疫情呢？

据世界卫生组织估计，目前免疫接种每年能避免 200 万至 300 万人死亡。然而，目前全球疫苗接种覆盖率停滞在 86%，其中大部分地区是因为贫穷导致无法接种疫苗，但对于美国这样的发达国家的人群来说，是由于被网络煽动对接种疫苗持有犹豫甚至抵触态度。

(五)让孩子远离“猴儿包”——流行性腮腺炎

1. 什么是流行性腮腺炎?

流行性腮腺炎(图 15)是由腮腺炎病毒感染引起的急性呼吸道传染病，在腮腺肿胀时传染性最强，常见于儿童和青少年，成人中也有发病。腮腺炎病毒主要侵犯位于两侧面颊部耳垂周围的腮腺，也可侵犯其他的腺体组织和器官，如胰腺、性腺，脑组织、心脏、关节等。流行性腮腺炎多数可以自愈，预后情况一般良好。

中医学将该病命名为“痄腮”，指因感受风温邪毒，壅阻少阳

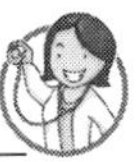

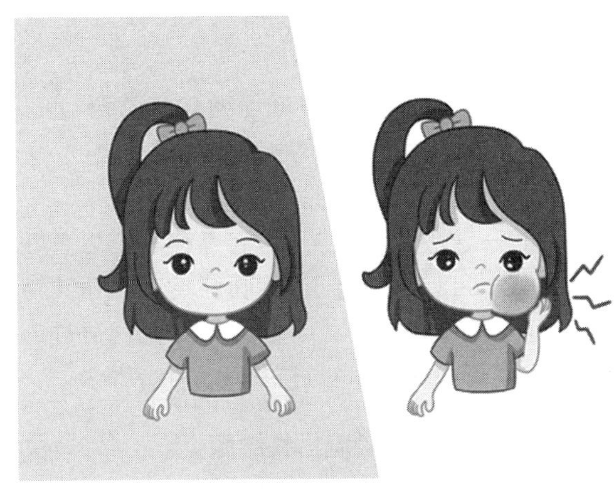

图 15 腮腺炎

经脉引起的时行疾病。痄腮的病名首见于金代《疮疡经验全书·痄腮》记述："此毒受在牙根耳聘，通过肝肾气血不流，壅滞颊腮，此是风毒肿。"明代《外科正宗·痄腮》进一步阐明："痄腮乃风热湿痰所生，有冬温后天时不正，感发传染者，多两腮肿痛初发寒热。"并提出内服柴胡葛根汤，外敷如意金黄散的治疗方法。

2. 如何能杀灭流行性腮腺炎病毒？

流行性腮腺炎病毒广泛的存在于流行性腮腺炎患者的唾液、血液、脑脊液、尿液和甲状腺中。

该病毒对紫外线及一般消毒剂敏感，1％甲醛皂溶液（来苏）、0.2％甲醛溶液（福尔马林）、75％乙醇等 2～5 分钟可将其灭活，在紫外线下可迅速死亡。该病毒耐寒不耐热，－70℃可存活数年，4 ℃时其活力可保持 2 个月，37 ℃时可保持 24 小时，但加热至 56 ℃时 10～20 分钟即可灭活。

3. 流行性腮腺炎是怎样传播的?

流行性腮腺炎患者和隐性感染者为此病传染源,自发病前6日至腮腺肿胀后9日内均有传染性;隐性感染者因本身没有症状,容易被忽略而未进行隔离,因此,容易传播。

本病主要通过飞沫经呼吸道传播,病毒存在于患者唾液中的时间较长。另外,也可以通过被流行性腮腺炎患者唾液污染的衣服、玩具或公共用具等间接传染。孕妇感染本病可通过胎盘传染给胎儿,导致胎儿畸形或死亡,导致流产的发生率增高。

4. 几岁儿童比较容易感染流行性腮腺炎?

流行性腮腺炎多见于5～9岁的儿童。

人群对该病普遍易感,1岁以内的婴儿体内尚有从母体获得特异性抗体而很少发病,成人中约80%曾因为隐性感染可产生一定的特异性抗体。

5. 流行性腮腺炎好发于哪个季节?

流行性腮腺炎为世界各地常见的传染病,全年均可发病,在我国以冬、春季为高峰,呈散发或流行。在儿童集体机构,特别是卫生条件脏、乱、差的机构容易造成暴发流行。

6. 流行性腮腺炎的临床表现有哪些?

腮腺炎主要表现为一侧或两侧耳垂根部肿大,肿大的腮腺常呈半球形,以耳垂为中心,向前、向下、向后弥漫性肿胀,并有明显的压痛,在咀嚼或进食酸性食物时,疼痛加重。

除腮腺部位肿痛外,大部分患者还出现发热症状,体温在38℃左右,呈间断性。如果无并发症发生,1周左右可自愈。

一些不典型的病例可无腮腺肿胀,只表现为脑膜炎或睾丸炎,或出现颌下腺、舌下腺肿大。颌下腺肿大时,下颌部明显肿

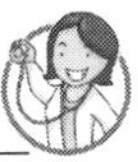

胀，可触及椭圆形腺体；舌下腺肿大时，可见舌下及颈前下颌部明显肿胀，并有吞咽困难。

7. 流行性腮腺炎有哪些并发症？

流行性腮腺炎本身并不可怕，但是一旦出现并发症病情可能会很严重。常见并发症如下。

(1)胰腺炎：当腮腺炎患儿出现腹痛、腹胀、呕吐、发热等症状时，需要警惕胰腺炎，该病严重时可危及生命。但该并发症在儿童中少见，在成人患者中约占 5%。

(2)病毒性脑炎：出现头痛、持续发热、呕吐、精神差，甚至抽搐时，需要警惕病毒性脑炎。该并发症多见于儿童，男孩多于女孩。

(3)睾丸炎：当男性腮腺炎患儿出现“蛋蛋”肿痛时，需要警惕睾丸炎。该并发症多见于成年男性，但也有报道 9 岁患儿发生此并发症，一般 13～14 岁以后发病率明显增高。

(4)乳腺炎：15 岁以上女性患者易发生此并发症。

8. 流行性腮腺炎患儿合并睾丸炎会影响今后的生育吗？

腮腺炎病毒好侵犯成熟的生殖腺体，故多见于青春后期的成年患者，小儿少见。

睾丸炎发病率占成年男性患者的 14%～35%。一般 13～14 岁以后发病率明显增高。常见于腮腺肿胀后 1 周左右，突发高热、寒战、睾丸肿痛，伴剧烈触痛，重者阴囊皮肤显著水肿，鞘膜腔内有黄色积液，病变大多侵犯一侧，急性症状 3～5 日，全程 10 日左右。病后 1/3～1/2 的患者发生不同程度的睾丸萎缩。因病变常为单侧性，即使双侧也仅部分曲精管受累，故很少导致男性不育症。

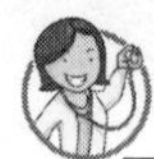

9. 如何确诊流行性腮腺炎?

(1)疑似病例:发热、畏寒、疲倦、食欲缺乏,1～2 日后单侧或双侧非化脓性腮腺肿痛或唾液腺肿痛。

(2)确诊病例:腮腺肿痛或唾液腺肿痛且有压痛,吃酸性食物时胀痛更明显,腮腺管口可见红肿;白细胞计数正常或稍低病程,后期淋巴细胞增加;发病前 1～4 周与腮腺炎患者有密切接触史。

10. 患流行性腮腺炎后如何治疗?

一旦发现,应立即隔离患儿,卧床休息,直至腮腺肿胀完全消退。

可采取中医中药治疗,内外兼治,如使用如意金黄散外敷。

注意对症和支持治疗,保证液体摄入量,高热者可采取物理降温等。若出现其他并发症,应及时住院治疗。

11. 流行性腮腺炎可以治愈吗?

流行性腮腺炎如果没有并发症,1 周左右可自愈。

个别伴有严重并发症如重型脑炎等患者必须慎重处理,积极抢救。少数患者可遗留耳聋或听力损害等永久性后遗症。

12. 肿胀的腮腺可以使用什么外用药吗?

中药外治流行性腮腺炎,方法简便,疗效可靠,无明显不良反应,且方法颇多。

(1)青黛 3～5 g,紫金锭 1 片(研成粉末),加醋调成稀糊状涂患处,干后再涂,一日 6～8 次,1 个疗程为 4～5 日,涂至疼痛减轻。

(2)以靛青或嫩柳叶膏敷患处,每日 1～2 次至消肿。

(3)10 ml 食醋于砚台内用香墨磨成黑汁,以毛笔涂肿处,每日 3～4 次,共 2～5 日。

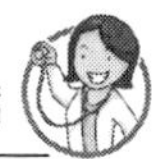

(4)鲜天花粉、车前草各 50 g,洗净、捣烂,加少许食盐敷患处,每日 1～2 次,共 2～5 日。

(5)鲜仙人掌除去表面绒毛芒刺,洗净、捣烂并敷患处,每日 2 次,共 4～6 日。

(6)冰片粉加冷米汤半匙调匀敷患处,每日 2～4 次,共 1～3 日。

13. 肿胀的腮腺可以冷敷或热敷吗?

在腮腺肿大的早期,可用冷毛巾局部冷敷,使局部血管收缩,从而减轻炎症充血的程度,达到减轻疼痛的目的。但这种方法对于疾病的治疗作用不大。

不可以使用热敷。

14. 流行性腮腺炎患儿什么时候可以解除隔离?

当流行性腮腺炎患儿肿大的腮腺完全消失,就可以解除隔离。一般情况下,如果孩子所在的幼托机构或学校同班级出现流行性腮腺炎患儿,孩子最好在家隔离观察 3 周。

15. 患流行性腮腺炎后是否终身不会再患?

感染腮腺炎病毒后无论是否发病都能产生免疫反应,而且该病毒很少发生大的变异,再次感染者少见。基本上患过流行性腮腺炎后终身不会再患,但也不排除个别案例出现。

16. 流行性腮腺炎患儿饮食应注意什么?

流行性腮腺炎患儿因张口及咀嚼食物使局部疼痛加重,应给予营养丰富、易消化、脂肪含量低的半流食或软食,食物温度不宜太高,多吃清凉解毒的食物,注意营养均衡,少食多餐,多饮水。

切记不可食用酸、辣、硬、干燥的食物,因为这些食物会促进唾液分泌,过多的唾液会刺激本身就红肿的腮腺管口,排出受阻,腺体肿痛加剧。

【可供流行性腮腺炎患儿食用的食谱】

(1)凉拌黄花菜

配方:黄花菜 30 g,海带丝 30 g。

制法:先用温水将黄花菜浸泡,洗净后与海带丝同煮熟,沥去水,放凉,加调料拌匀。

(2)绿豆黄豆汤

配方:绿豆 100 g,黄豆 50 g,白糖 30 g。

制法:将绿豆、黄豆加水适量,煮至烂熟,加入白糖搅匀。

17. 陪护流行性腮腺炎患儿的家长应如何做好消毒隔离?

患儿家长注意手卫生,日常生活中对餐具、食物、金属、玻璃器皿等洗净后可采用煮沸消毒法进行消毒,或者按照说明书使用合格的消毒碗柜、微波炉等消毒产品。

对于耐热、耐湿的纺织品可采用日光暴晒的方法消毒,不耐热的物品可采取过氧乙酸熏蒸消毒。

此外,保持室内空气流通,注意开窗换气。

18. 目前有疫苗预防流行性腮腺炎吗?

目前我国预防流行性腮腺炎的疫苗有以下 2 种。

(1)流行性腮腺炎减毒活疫苗:皮内、皮下接种,还可采取喷鼻或气雾吸入法。

(2)麻疹-流行性腮腺炎-风疹活疫苗:18～24 月龄幼儿必须接种一次麻风腮疫苗,95%以上的幼儿皆可产生保护性抗体,持续 1 年以上;4 岁时可进行第二次接种;在暴发流行时,可实行应急接种一次。孕妇、先天性或获得性免疫功能低下者及对鸡蛋蛋白过敏者禁止接种此疫苗。

19. 接种麻-风-腮疫苗后还需要再接种流腮疫苗吗?

我国儿童免疫程序规定,18～24 月龄幼儿应常规接种一剂次麻疹-流行性腮腺炎-风疹活疫苗(麻风腮疫苗),但接种 1 剂次疫苗的防病效果有限,推荐儿童入小学前再次接种一剂腮腺炎减毒活疫苗。

20. 接触流行性腮腺炎患者后,再接种流腮疫苗还有用吗?

若在接种前接触过流行性腮腺炎患者,此时再接种流腮疫苗不一定有效,仍有可能患流行性腮腺炎。因为流行性腮腺炎的潜伏期为 8～30 日,如果已感染但仍在潜伏期内,此时注射疫苗是无效的。

21. 接种流腮疫苗后会出现什么不良反应吗? 出现不良反应后怎么办?

接种流腮疫苗后,有些人可出现局部或全身反应,如接种后 24 小时左右出现局部红肿、疼痛,周围淋巴结肿大,发热,头痛,恶心等,一般 1～2 天后即可恢复正常。个别人在接种后可引起过敏反应。在使用马免疫血清做人工被动免疫时,需做皮肤试验,皮试阳性者采用脱敏疗法。接种疫苗后 6～12 天,少数儿童可出现一过性皮疹,一般 1～2 天后可自行缓解,无须特殊处理,必要时采取对症治疗。

疫苗接种后的反应,一般无须特殊处理,只需局部处理、多饮开水、注意保暖、防止继发其他反应。对较重的局部反应,用清洁毛巾热敷,可消肿、减少疼痛;对较重的全身反应可采取对症处理。

22. 如何预防流行性腮腺炎?

(1)接种疫苗是最有效的预防措施。

(2)流行季节避免去人群密集场所,不与流行性腮腺炎患儿接触。

(3)要养成良好的个人卫生习惯,做到“四勤一多”:勤洗手、勤通风、勤晒衣被、勤锻炼身体、多喝水。

(六)我们俗称的“烂喉痧”其实就是——猩红热

1. 什么是猩红热?

猩红热是由乙型A群(β型)溶血性链球菌引起的一种急性呼吸道传染病。主要表现出发热、咽峡炎、全身弥漫性红色皮疹和疹后脱屑。猩红热是一种传染性非常强的疾病,除传染性强以外,严重者则会出现高热、抽搐,昏迷,甚至休克。还有可能引起心肌炎、肾炎、风湿热、中耳炎、肺炎等并发症。

中医学又将该病称为“烂喉痧”,就是咽喉红肿溃烂,疹密如沙。

清代乾隆至光绪年间,“烂喉痧”暴发过4次,最后一次发生在1901－1902年,史料记载,仅上海的死亡人数就已达到1500人,全国死亡者不计其数。自从1944年青霉素量产后,猩红热的死亡率也随之降低。尽管如此,因为猩红热易引起学校及幼托机构的群体性发病,所以现今,仍应该重视该病的治疗与预防。

2. 如何能杀灭A群β型溶血性链球菌?

A群β型溶血性链球菌是引起猩红热的元凶,它在痰和脓液中可存活数周,但该菌对热、干燥及常用消毒剂(碘伏、乙醇、“84”消毒液等)抵抗力都不强,56 ℃加热30分钟就可以将其杀灭。

3. 猩红热是怎么传播的?

猩红热主要通过空气飞沫传播。比如说话、咳嗽、打喷嚏等,

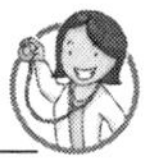

也可以通过污染过的食物、玩具、衣被等间接传播。但要注意的是，很多成人感染A群β型溶血性链球菌仅表现为咽喉不适，不易被察觉，但是能排出大量的细菌，具有传染性，如与儿童亲密接触，会导致儿童被传染。

4. 几岁儿童比较容易感染猩红热？

本病多见于小儿，尤其以2～10岁的儿童居多，因为细菌容易在群居环境里进行传播，所以当孩子上幼儿园或小学时，尤其容易被感染。

本病理论上会传染给成人，但成人抵抗力强，现实中可能最多就是感觉咽喉不适，15岁以上的病例极其少见。

5. 猩红热好发于哪个季节？

本病多流行于温带地区，比如我国，而寒带和热带地区少见。

本病一年四季都可发生，尤以春季多见。

6. 猩红热的临床表现有哪些？

猩红热有很多分型，临床表现也各式各样，但最常见的是普通型。

关于普通型，有以下四大典型症状。

(1)发热：多为持续性，可达39℃，伴有头痛、全身不适、食欲缺乏等一般症状。

(2)咽峡炎：表现为咽痛、吞咽痛、咽部充血，有时还会有脓性渗出液，上腭充血或出血性黏膜疹。

(3)全身弥漫性红疹（“鸡皮样疹”）：为该病典型的表现。该皮疹有以下3个特点。①发热后24小时开始出疹，一般从耳后、颈部和上胸部开始，24小时内迅速蔓延全身；②皮疹48小时达高峰，此时体温也最高，可谓“双高”；③典型的皮疹是在弥漫性充血的皮肤上，出现均匀分布的粟粒大小的丘疹(图16)。疹子和疹子之间的皮肤也是红色的，患儿感到瘙痒。

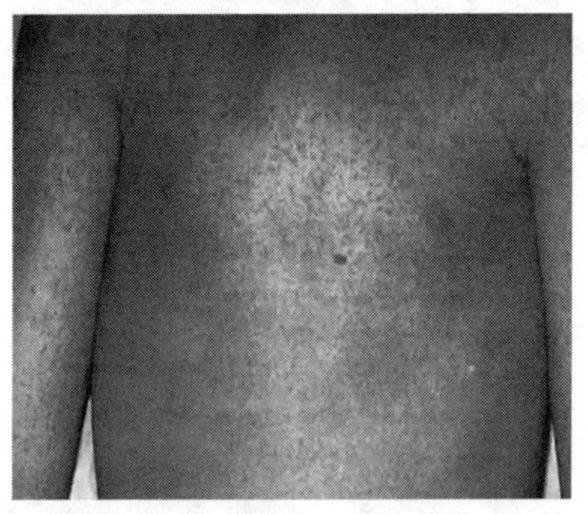

图 16　猩红热皮疹

(4)疹退后脱屑(图 17):一般 3～5 天后皮疹就会按照出疹的先后顺序开始脱屑,皮疹越多脱屑越明显,猩红热脱屑都是呈片状的,甚至像脱了一层壳。

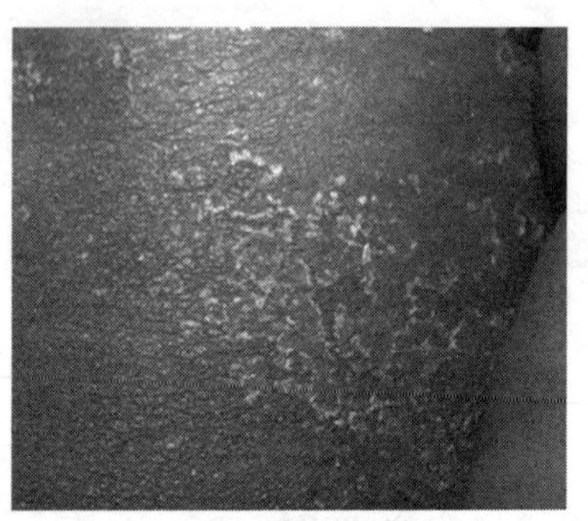

图 17　猩红热皮疹脱屑

7. 猩红热有什么特殊征象?

(1)“帕氏线”:在皮肤皱褶处,皮疹密集或因摩擦出血而呈紫

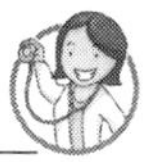

红色线状，称为“帕氏线”(亦称线状疹)。

(2)“口周苍白圈”：在颜面部位仅有充血而无皮疹，口鼻周围充血不明显，与面部充血相比显得发白，称为“口周苍白圈”(图 18)。

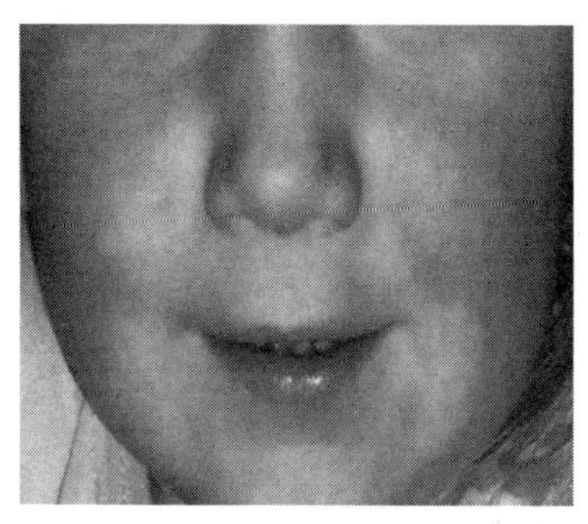

图 18　猩红热患者的“口周苍白圈”

(3)“草梅舌”和“杨梅舌”(图 19)：与发疹同时出现舌乳头肿胀，初期舌被白苔，肿胀的舌乳头凸出覆以白苔的舌面，称为“草梅舌”。2～3 天后舌苔脱落，舌面光滑呈绛红色，舌乳头凸起，称为“杨梅舌”。

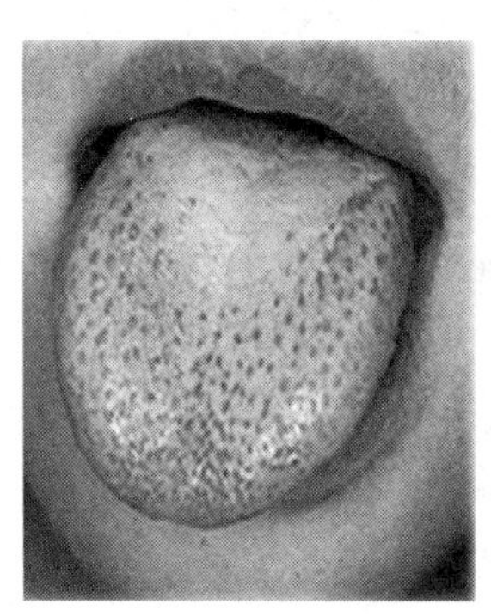

草梅舌

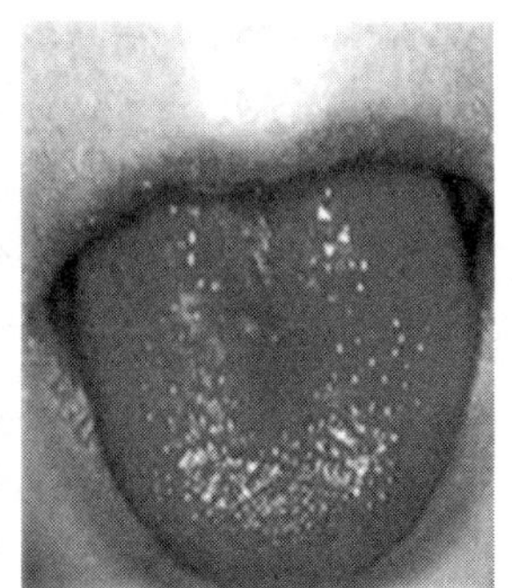

杨梅舌

图 19　猩红热患者的草莓舌与杨梅舌

8. 猩红热会出现什么并发症?

如果情况严重且治疗不及时,可能会引起中耳炎、肺炎、心肌炎或肾炎等并发症。当然,一定要同时满足“情况严重”和“治疗不及时”两个条件,并发症不是每位患儿都有,临床中并不多见。多数患儿临床症状较轻。

9. 猩红热怎么确诊?

如果出现猩红热的一些典型症状,如发热伴“鸡皮样疹”“口周苍白圈”“草莓舌”“杨梅舌”等,加上血常规化验(外周血白细胞总数 、中性粒细胞比例均升高),即可做出临床诊断。

如果咽拭子、脓液培养出 A 群 β 型溶血性链球菌即可确诊。

10. 治疗猩红热的首选药物是什么?

当发现孩子有高热症状时,家长就要注意观察,如果孩子患的是猩红热,一般 1～2 天就会起疹子。

一旦发现孩子高热伴发皮疹,应立即带孩子去医院就诊。

目前来说,A 群 β 型溶血性链球菌仍然对青霉素敏感,所以治疗猩红热的首选药物为青霉素。

11. 如果患儿对青霉素过敏,有什么药物可以治疗猩红热?

对青霉素过敏的患儿,可以遵医嘱选择其他类型的抗生素,如大环内酯类等。

需要提醒家长的是,有些家长一提到抗生素,就条件反射性地排斥。觉得让孩子多喝开水,多吃点新鲜的瓜果和蔬菜,在家里静卧休息,就能靠自身的免疫力痊愈。

虽然家长的初衷是好的,但是对来势汹汹的猩红热来讲,孩子自身的免疫力在它面前根本不值一提。需要明确的一点是,用抗生素治疗病毒感染是滥用,但是用抗生素来治疗细菌感染,就

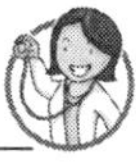

是对症下药。只要遵医嘱按疗程服用，是完全没有问题的。

需要注意的是，千万不可发现症状减缓就自行减药或停药，这样会使病程迁延容易产生耐药性。

12. 猩红热可以治愈吗？

猩红热是可以治愈的，只要经过积极有效的抗菌治疗，猩红热预后一般良好，并且皮疹消退后再生皮肤比较好。

13. 猩红热患儿什么时候可以解除隔离？

猩红热是急性呼吸道传染病，一般是采咽拭子培养细菌，连续3次咽拭子培养均为阴性，说明不具有传染性，即可解除隔离。

14. 患过猩红热后是否终身不会再患？

链球菌感染后，机体抗菌免疫力低下，且各血清型无交叉免疫性，因此，不同血清的红疹毒素存在差异性，临床中儿童再次复发猩红热的概率比较高，所以患过猩红热之后并非终身免疫。

15. 猩红热患儿的饮食应注意什么？

总的原则是吃易消化、营养高、少油清淡的食物，多喝水、多吃水果和蔬菜。

患儿咽喉痛时进食粥、面汤、蛋汤，吃点碎菜等清淡饮食，恢复期逐渐过渡到高蛋白、高热量的半流质食物，及时补充营养，注意多饮水。

切勿食用生冷、辛辣、油腻的刺激性食物。

16. 猩红热患儿的皮肤护理应该怎么做？

患儿在出疹期会感觉瘙痒，为预防患儿搔抓，要给患儿剪短指甲或戴手套，避免抓破皮肤，引起感染。也可以用温水给孩子清洗皮肤来缓解痒感，禁用肥皂水、乙醇擦洗。

瘙痒时，还可以涂抹炉甘石洗剂止痒。注意破溃且有渗出液处不可涂抹。

患儿的衣裤要宽松、透气，材质最好是纯棉的，不能穿化纤或绒布衣物，否则摩擦到皮肤时，患儿觉得更痒。患儿的床褥要清洁、干燥、松软、平整。衣服、被褥都要勤清洗和晾晒。

恢复期疹退后脱皮时，不可以直接用手撕，让皮屑自行脱落，有大片脱皮时可以用干净剪刀修剪，以防止感染。

17. 陪护猩红热患儿的家长应如何做好消毒隔离？

首先，猩红热属于呼吸道传染病，经空气-飞沫传播（如说话、咳嗽、打喷嚏等），因此，家长接触患儿时应戴口罩；同时，孩子的分泌物，如痰、鼻涕等，不可直接用手拭去，应使用纸巾及时清理并扔进垃圾桶。

其次，猩红热也可以通过污染过的食物、玩具、衣被等间接传播，患儿所使用和接触的各类生活用品及玩具器材等需要进行消毒，一般可以使用乙醇、碘伏、“84”消毒液进行擦拭消毒，对于不能清洗的物品可以选择阳光下暴晒或高温煮沸。

最后，手卫生在预防各类传染性疾病中的作用非同小可，接触前后做好手卫生，勤洗手，加强营养，锻炼身体，提高抗病能力，照顾好患儿的同时别忘了照顾好自己。

18. 目前有疫苗可以预防猩红热吗？

目前没有预防猩红热的疫苗，但是我们可以做一些预防措施来避免孩子感染猩红热。

（1）注意个人卫生，勤洗手。

（2）孩子的衣服和床褥要多在太阳下暴晒。

（3）室内保证每天开窗通风，以降低室内病菌的密度。

（4）多带孩子去户外活动，加强锻炼，提高免疫力。

（5）尽量不带孩子去人群密集的地方。

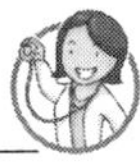

(6)患病儿童应及时就诊,及时隔离,避免交叉传播。

(7)幼托机构和学校应做好日常隔离消毒,加强晨检,及时发现和隔离患者,防止疫情蔓延。

(七)席卷全球的瘟疫——新型冠状病毒肺炎

1. 什么是新型冠状病毒肺炎?

新型冠状病毒肺炎是一种急性感染性肺炎,其病原体是一种之前从未在人类中发现的新型冠状病毒。2020 年 2 月 7 日,国家卫健委将新型冠状病毒感染的肺炎暂命名为“新型冠状病毒肺炎”,简称“新冠肺炎”。2 月 11 日,世界卫生组织(WHO)将其英文名称定为 2019 冠状病毒病(corona virus disease-19)。2 月 22 日,国家卫健委将“新型冠状病毒肺炎”英文名称修订为“COVID-19”,与世界卫生组织命名保持一致,中文名称不变。

2. 什么是新型冠状病毒?

冠状病毒是自然界广泛存在的一类病毒,因该病毒形态在电子显微镜下观察类似王冠而得名。冠状病毒仅感染脊椎动物,与人和动物的多种疾病有关,可引起人和动物呼吸系统、消化系统和神经系统疾病。

引起此次新型冠状病毒肺炎的病毒是一种以前从未在人体中发现的冠状病毒新毒株。

3. 如何杀灭新型冠状病毒?

新型冠状病毒喜欢寒冷的环境,病毒在 4℃的合适维持液中为中等稳定,−60℃可保存数年,但随着温度的升高,病毒的抵抗力下降,56℃30 分钟或 37℃数小时即可丧失感染性。

新型冠状病毒不耐酸、不耐碱,病毒复制最适宜 pH 值为 7.2。

新型冠状病毒对有机溶剂和消毒剂敏感，乙醚、75%乙醇、含氯消毒剂、过氧乙酸、氯仿和紫外线均可灭活病毒，但氯己定不能有效灭活病毒。

4. 新型冠状病毒和 SARS 冠状病毒有何不同?

此次发现的新型冠状病毒与 SARS 冠状病毒虽同属于冠状病毒这一大家族，同源性达 85%以上，但基因进化分析显示，它们分属于不同的亚群分支，病毒基因序列有差异。所以，导致这 2 种病毒感染人类后临床症状不尽相同，潜伏期的 SARS 患者不具备传染性，但此次新型冠状病毒感染后的患者在潜伏期具有传染性。

5. 新型冠状病毒是从哪里来的?

很多野生动物如果子狸、蝙蝠、竹鼠、獾等都是冠状病毒的常见宿主，但此次流行的新型冠状病毒最初来源尚不清楚。

6. 新型冠状病毒是怎么传播的?

经呼吸道飞沫传播和密切接触传播是主要的传播途径。

飞沫传播：指患者或者病毒携带者在说话、打喷嚏或咳嗽时，病毒经口鼻排出，人吸入后可引起感染。

接触传播：直接或间接接触患者或病毒携带者的分泌物、血液、体液或排泄物，以及被以上物质污染的物品时，有可能造成感染。如用接触过病毒的手抠鼻子、揉眼等。

由于目前在粪便及尿液中已分离到新型冠状病毒，所以应特别注意粪便及尿液对环境污染造成的气溶胶传播。在相对封闭的环境中长时间暴露于高浓度气溶胶情况下存在经气溶胶传播的可能。密闭、不通风场所可能存在气溶胶传播风险，需加强预防和隔离措施。

7. 儿童会感染新型冠状病毒肺炎吗?

国家卫健委已明确表示,儿童也是新型冠状病毒感染的肺炎的易感人群。目前诊断的儿童新型冠状病毒肺炎患者年龄从1个月至17岁儿童,但普遍感染后症状较轻。

8. 感染新型冠状病毒肺炎后的症状有哪些?

新型冠状病毒肺炎的一般症状包括:发热、乏力、干咳,逐渐出现呼吸困难;部分患者起病症状轻微,甚至可无明显发热。

严重症状有急性呼吸窘迫综合征、脓毒症休克、难以纠正的代谢性酸中毒、凝血功能障碍。多数患者预后良好,少数患者病情危重,甚至死亡。

除以上症状外,还可能出现一些不典型症状。

(1)仅以消化系统症状为首发表现:如轻度食欲缺乏、乏力、精神差、恶心、呕吐、腹泻等。

(2)以神经系统症状为首发表现,如头痛。

(3)以心血管系统症状为首发表现,如心慌、胸闷等。

(4)以眼科症状为首发表现,如结膜炎。

(5)轻度四肢或腰背部肌肉酸痛。

9. 新型冠状病毒肺炎症状与流感症状如何区别判断?

流感主要表现为发热、头痛、肌肉痛和全身不适,体温可达39～40℃,可出现畏寒、寒战,多伴全身肌肉关节酸痛、乏力、食欲缺乏等全身症状,常有咽喉痛、干咳,可出现鼻塞、流涕、胸骨后不适等。无并发症的患者多数能够自愈,多于发病48～72小时后体温逐渐降低,全身症状好转,但咳嗽、体力恢复常需1～2周。

新冠肺炎以发热、乏力、干咳为主要表现,少数患者伴有鼻塞、流涕、腹泻等上呼吸道和消化道症状,重症患者多在1周后出现呼吸困难。

流感和新型冠状病毒的区别见表5。

表5　流感和新型冠状病毒肺炎的区别

疾病	呼吸	咳嗽	发热	全身症状
流感	早期一般没有呼吸困难或急促，合并肺炎可有呼吸困难	出现时间较晚	一般48～72小时后可正常退热药物效果较好	精神、食欲、睡眠差别不大
新型冠状病毒肺炎	频率加快，甚至呼吸困难	症状严重，以干咳为主伴有痰音、喘息	高热持续72小时以上	精神差，食欲差，影响睡眠

10．孩子出现了什么情况需要去医院就诊？

只要儿童出现发热、咳嗽、乏力、恶心、呕吐、腹泻等不适症状，且怀疑不适症状出现前14天内曾密切接触过疑似或确诊的新型冠状病毒感染者，或者有疫区居住或者旅行史的人，就需要及时去定点医院就诊，以免耽误病情。

有专家提醒，与流感病毒感染比较，新型冠状病毒肺炎感染患儿一般临床表现较轻，单纯从症状上并不好区别，所以，需要仔细了解患儿有无疫区接触史或新型冠状病毒感染者的接触史，这一点对家长和医生做出正确判断都至关重要。

11．怀疑孩子感染了新型冠状病毒肺炎怎么办？

首先不要去人群密集的场所，为孩子佩戴好口罩，除必须照顾者外与其他家人保持距离，注意通风，注意个人卫生，照顾者也应戴好口罩，最好乘坐私家车到就近的定点救治医院发热门诊就诊，无私家车者也应避免乘坐公共交通工具。就诊时应告诉医生孩子最近去过哪些地方，接触过哪些人，配合医生开展调查。

12. 如果怀疑家庭成员感染了新型冠状病毒肺炎怎么办?

若家庭中有人怀疑感染了新型冠状病毒肺炎,首先让其戴好口罩,让孩子与其保持一定距离并佩戴好口罩,将疑似感染者送至就近的定点救治医院发热门诊,一经确诊,其他家庭成员如果经判定为密切接触者,应接受14天医学观察。并且住处展开全面消毒,室内环境可通风消毒,物品、地表使用含氯消毒剂擦拭消毒。

13. 针对新型冠状病毒肺炎有无特效药物和疫苗?

目前无特效药,只能对症支持治疗。针对新型冠状病毒肺炎,药物和疫苗的研发都在进行中,截至2020年6月30日,尚无疫苗可使用。

14. 如何判断新型冠状病毒肺炎已治愈?

根据目前国家卫健委最新发布的《新型冠状病毒感染的肺炎诊疗方案(试行第七版)》标准:体温恢复正常3天以上、呼吸道症状明显好转;肺部影像学显示急性渗出性病变明显改善;连续两次呼吸道标本核酸检测阴性(采样时间间隔至少1天),可解除隔离出院或根据病情转至相应科室治疗其他疾病。

在新型冠状病毒肺炎流行期间,国家规定,出院患者应继续进行14天的隔离管理和健康状况监查方可回归正常生活和社交。

15. 口罩真的能预防新型冠状病毒吗? 如何选择口罩?

钟南山院士曾公开表示口罩能阻挡大部分带有病毒的飞沫进入呼吸道的,预防新型冠状病毒,戴口罩还是有用的,但并不是所有的场合一定非要戴N95口罩。那该如何选择正确的口罩呢?

(1)一般人群:建议普通民众、公共交通司乘人员、出租车司机、公共场所服务人员等在岗期间佩戴口罩,建议使用医用外科口罩。有条件且身体状况允许的情况下,可佩戴医用防护口罩。

(2)特殊人群：可能接触疑似或确诊病例的高危人群，原则上建议佩戴医用防护口罩(N95 及以上级别)并佩戴护目镜。

16. 儿童的口罩怎么选?

通常来讲，1 岁以下的孩子不适合戴口罩，口罩多少会造成孩子呼吸不畅，太小的孩子还无法表达自己的感受，容易导致孩子已经很难受了而大人却还不知道的情况，所以建议 1 岁以下的孩子尽量避免外出。

在确保孩子可以接受的情况下，1 岁以上的孩子外出时都应该佩戴口罩，并且家长应注意检查孩子的呼吸情况。虽然 N95 病毒防护力最佳，但是透气度也最差，不适合儿童使用；棉布、海绵口罩阻隔性欠佳，同样不推荐给儿童使用。

一般儿童防飞沫口罩就具有一定的防护作用，市面上在售的口罩，按照年龄主要分成 1～3 岁和 4 岁以上 2 种选择，家长需要根据年龄选择合适儿童大小的口罩。

所有类型的口罩，防护效果都是有限的，需要定期更换。不管是外科口罩还是医用防护口罩，口罩变湿或被分泌物污染就应换掉。

因儿童的脸较小，与成人口罩边缘无法充分密合，所以不建议儿童佩戴成人口罩(图 20)。

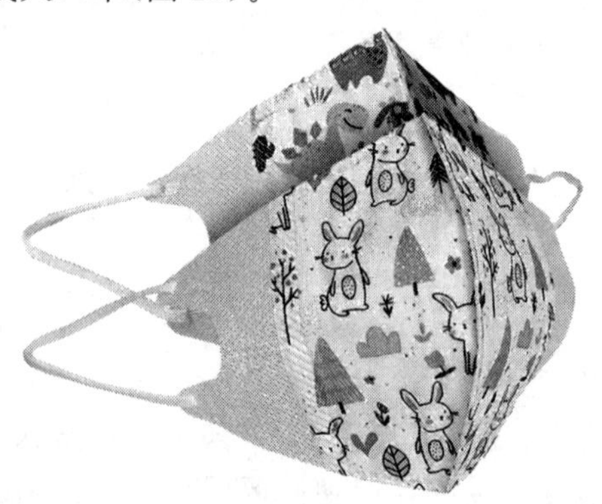

图 20　儿童口罩

儿童避免感染最好的方式仍是在疫情期间避免外出，避免和外来人群直接接触，口罩是万不得已时的选择。

17. 如何预防新型冠状病毒肺炎？

(1)避免接触野生动物(包括食用野味)、禽鸟及其粪便。

(2)保持良好的个人卫生习惯。

1)避免用手直接接触眼睛、口和鼻腔(请在接触前用洗手液洗手)。

2)经常保持双手的清洁，勤洗手，特别是在接触眼睛、口、鼻时，处理食材或吃饭前、如厕后，接触公共场所器材如楼梯扶手、电梯升降按钮、公共交通扶手之后。

3)尽量按照七步洗手法洗手(图 21)，用流动水洗手、洗手时选用洗手液或肥皂液，这样才能有效洗掉细菌、病毒。

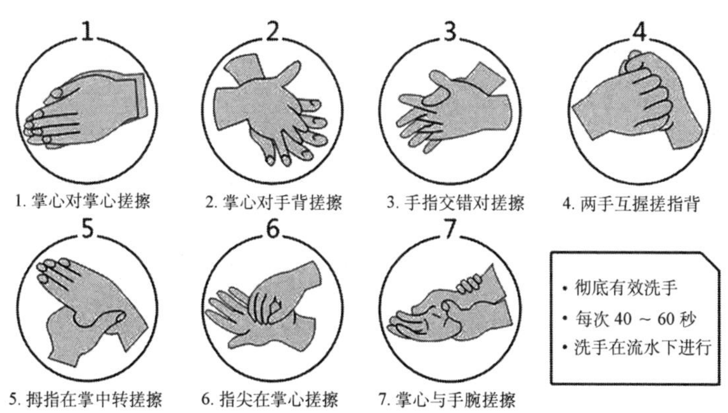

图 21　七步洗手法

(3)保持良好的环境卫生:勤通风,确保室内空气流通;至少每2周彻底清洁一次家庭环境。

(4)保持健康的生活方式和作息习惯

1)加强体育锻炼,增强身体素质。

2)少吸烟、尽量不吸烟,避免饮酒。

3)减少熬夜,增强身体抵抗力。

(5)如出现发热、呼吸道感染症状如咳嗽、打喷嚏、咽痛,请及时到正规医院就诊,避免到人多的地方。

(6)保护好身体的第一道防线,疫情期间如需外出,请佩戴好口罩。

18. 儿童居家时应注意什么?

(1)保持手部清洁,勤洗手,注意正确的洗手方法及时机(饭前、便后及从外面玩耍回家后等)。

(2)儿童的物品、玩具可使用75%乙醇擦拭消毒,餐具、奶瓶、水杯定期使用100℃水煮沸消毒或使用专业的餐具消毒机。

(3)家长在抱儿童之前、和儿童玩耍之前一定要认真洗手,保持手的卫生。

(4)饮食上一定要注意食物要彻底煮熟,尤其是肉类和蛋类。并且,生、熟食品要分别用2块切菜板和不同的工具进行处理,盛放生、熟食物的碗也不要混用;处理生、熟食物之前都要洗手。

(5)用餐时不跟儿童共用餐具;喂食时不要用嘴吹食物,也不要用嘴尝试食物后再喂给儿童,更不要用嘴咀嚼完食物后再喂给儿童,条件允许的话,最好全家实行分餐制,避免交叉感染。

(6)保障儿童的营养,纠正孩子偏食、挑食的习惯,补充瘦肉、鱼类、鸡蛋等富含蛋白质的食物及蔬菜水果等富含维生素的食物,不要给孩子服用滋补品,不要吃野生动物。

(7)保障儿童充足的睡眠,养成午休的习惯,学龄儿童的生活、学习习惯应与学校一致，为孩子安排丰富有趣的家庭游戏，让孩子适度锻炼，提高儿童的抵抗力。

(8)室内定期通风，每天通风 2～3 次，每次 20～30 分钟，寒冷天气通风时要把儿童移出通风的房间，可以逐间进行通风。

19. 儿童外出时应注意什么？

疫情流行期间少出门比什么都好！如果必须要出门，应注意以下几点。

(1)如果必须外出，尽量去通风、空旷的场所，并做好防护，包括正确佩戴口罩，接触公共设施或设备表面时戴手套。不要用手触摸口罩外部，以免病菌转移到手部。

(2)尽量打车或自驾，少乘坐公交、地铁等人员密集的公共交通工具，如果路程近，步行是最佳选择。

(3)随身携带免洗洗手液等消毒产品，在儿童触碰外界后及时消毒，消毒彻底前尽量避免儿童吃手、揉眼睛、鼻子。

(4)不在公共场所吃喝或脱掉外套、手套等。

(5)到家后要及时洗手，为儿童更换外衣裤，家长也要一起更换，避免接触中将病菌传递给孩子。

20. 怎样挑选儿童免洗洗手液？使用时应注意什么？

出门在外，可以选择含有乙醇的免洗洗手液或消毒湿巾救急，要确保洗手液乙醇含量至少要超过 75%，并且在有条件的时候，尽快用香皂和流动水洗手。在给儿童使用含有乙醇的免洗洗手液时注意以下几个方面。

(1)儿童必须在家长的看护下使用。

(2)按照产品说明书合理用量，一般不超过 1 元硬币大小(直径约 24 mm)。

(3)双手揉搓直至手部干燥，约 20 秒，注意指缝、指尖等部位都要充分覆盖到。

(4)注意看护儿童不要吃手、揉眼睛,以免乙醇中毒。

(5)保管时,务必将免洗洗手液放在儿童接触不到的地方,并且远离火源。

21. 居家时如何给儿童的物品进行消毒?

日常生活中,优先推荐 75%乙醇(医用酒精)和含氯消毒液("84"消毒液)擦拭地面、家具等,"84"消毒液按说明书进行配制。

对于儿童的常用物品,奶瓶、如奶嘴等耐高温的物品,可以浸没在汤锅中煮沸超过 30 分钟或蒸汽蒸 5 分钟,就可以完成消毒。

不耐热的玩具等,可以通过用酒精棉擦拭表面的方式消毒。

儿童的衣物或毛绒玩具,可以加入一定比例的消毒液清洗,可达到消毒的效果。

使用消毒产品时,务必要避免沾到孩子的眼睛和嘴,消毒后也要尽量静置一段时间,让刺激性物质挥发充分后,再与孩子接触。

22. 疫情流行期间,儿童去社区卫生服务中心或医院注射疫苗时应注意什么?

专家建议,各种疫苗的接种期不同,有的晚接种几周也不必过于担心,绝大多数疫苗短暂地中断了接种是不会影响后期接种效果的,在疫情结束后进行补种即可。所以还是那句话,疫情期间,能不出门尽量不要出门。对于有狂犬病或破伤风暴露风险的儿童,建议尽快接种,去医院时应注意以下几点。

第一,尽量提前预约,避开医院就诊高峰时段。

第二,家长和儿童都应全程佩戴好口罩。

第三,千万不要乱摸,不要用不洁净的手去碰自己和儿童的眼、口、鼻等部位。

第四,与他人保持 1m 以上的距离。

23. 新型冠状病毒肺炎的母亲可以哺乳吗?

不建议疑似或确诊新型冠状病毒肺炎感染的母亲进行哺乳。尽量避免感染的母亲跟儿童密切接触,且目前尚不确定母乳中是否有新型冠状病毒。

建议感染的母亲定期挤出乳汁,保证乳汁的分泌功能,同时,预防乳腺炎的发生,直至感染的母亲解除隔离后方可接触儿童并进行哺乳。

截至目前,尚不能排除新型冠状病毒存在母婴垂直传播的可能。因此,若产妇确诊感染,新生儿与产妇需要分开隔离,由医生进行评估。

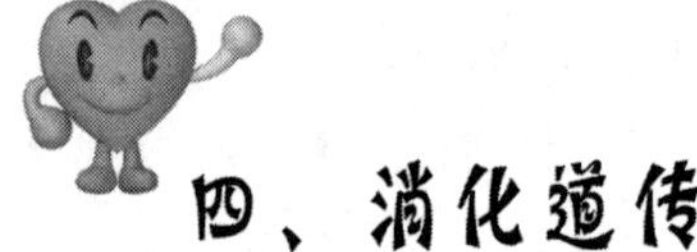

四、消化道传染病

(一)概述

1. 什么是消化道传染病?

消化道传染病是指各种病原体(病毒、细菌、支原体和衣原体等)经口进入人体后引起胃肠道感染的传染病,也称为粪-口途径传播的传染病,属于病从口入的疾病。由于病原体存在于人体胃肠道内,所以消化道传染病患者可以从呕吐物或粪便中排出病原体,病原体再通过污染的水源、食物、手等,经粪-口途径传播,传染给健康人群。

常见的消化道传染病有伤寒、霍乱、手足口病、细菌性痢疾、细菌性食物中毒、各种肠道寄生虫病及各种病毒感染性腹泻(轮状病毒感染、诺如病毒感染)等。

2. 消化道传染病有哪些特点?

(1)夏、秋季发病率高:一是因为夏、秋季环境湿热,大多数细菌容易繁殖;二是因为夏季苍蝇滋生,作为消化道传染病的媒介,它更容易污染餐具和食物;三是因为气温高,人们喜欢喝生水、冷饮,喜欢吃凉菜、瓜果,导致感染的机会增多;四是因为天气炎热,人的胃酸分泌减少或大量饮水使胃酸稀释导致胃内杀菌作用减弱。

(2)病原体可从患者肠道排出:所有消化道传染病患者的呕吐物及粪便中均含有大量病原体,这些排泄物极易污染周围环境,然后通过水源、食物、手、昆虫媒介如苍蝇等感染健康人群。

(3)与卫生和饮食习惯有关:不注意手卫生,常吃生食、水产品者易感染消化道传染病。

3. 日常生活中如何预防消化道传染病?

(1)预防消化道传染病应严把饮食关。俗话说的好:“病从口入!”对于夏季消化道传染病,最主要的是由饮食不当引起的,把好饮食关,就可以有效预防消化道传染病的发生。

第一,食物要新鲜。夏季有大量的新鲜瓜果和蔬菜,在生吃各种瓜果、蔬菜时,一定要保证新鲜,绝不生吃不新鲜的瓜果、蔬菜,更不吃腐烂的瓜果和蔬菜。

第二,食物要清洁。致病菌最容易在食物中生长繁殖,没有认真清洗的瓜果、存放时间过长的饭菜等都有可能含有大量致病菌,若不慎食用,很有可能被感染,导致细菌性痢疾。另外,食物在高温潮湿环境中容易腐败,食物在腐败过程中会产生大量的有毒物质,进而导致食物中毒。

(2)预防消化道传染病应注意食品储藏。储存食品的方法主要有 2 种,即常温储存和低温储存。

常温储存主要适用于粮食、食用油、调味品、糖果、瓶装饮料等不易腐败的食品。常温储存的基本要求是:储存场所清洁卫生、阴凉干燥;避免高温、潮湿;无蟑螂、老鼠等虫鼠害。

低温储存主要适用于易腐食品,如动物性食品。生鲜肉营养丰富,但微生物生长繁殖快,加上自身酶的作用,常温下非常容易腐败变质,需要低温冷冻保存。但应注意的是,肉类在家用冰箱中储藏也会发生一些缓慢的变化,使肉品变质,呈现所谓的橡皮肉,故生鲜肉在冷冻室也不能长时间储存。

另外，食品一旦煮好就应立即吃掉，烹调好的食物在常温(25℃)下存放4～5个小时时就很危险。通常烹调好的食物常温存放不应超过4小时；部分细菌可以在4℃左右的温度长时间存活并繁殖，故冰箱不是保险箱。对于经冷藏的食品，食用前应彻底再加热；冰箱冷冻室储存的食品一般不要超过3个月，冷藏室食品不要超过3天，即使是保鲜性能较高的冰箱，也不宜超过7天。

(3)预防消化道传染病应注意饮食习惯与卫生

饮食好习惯：主要指饮食要注意规律，营养均衡，不要暴食暴饮，不大量食用生冷食物，不喝生水，水果应彻底清洗干净，肉类、海鲜等应煮熟后再食用。

个人讲卫生：饭前、便后要洗手，注意肠胃不要受到寒冷刺激。

【预防消化道疾病的食材】

(1)洋葱：研究表明，这种活性物质对于金黄色葡萄球菌、白喉杆菌等具有较强的抑制作用，并且还有降血压、防癌等保健功效。洋葱最好短时间清炒，否则其中的活性物质易被破坏。

(2)韭菜：韭菜中的蒜素可以抑制痢疾杆菌和金黄色葡萄球菌等致病菌的生长。另外，韭菜还富含膳食纤维，可促进肠道蠕动。

(3)马齿苋：研究表明，马齿苋对大肠埃希菌、痢疾杆菌、伤寒杆菌及金黄色葡萄球菌等均有较强的抑制功效，特别是对痢疾杆菌的作用很强。民间常用来治疗肠炎、痢疾等多种疾病。马齿苋烹调之前要先除掉其根，可以用来做汤、做蒸菜等。

(4)鱼腥草：鱼腥草素可以有效抑制金黄色葡萄球菌、大肠埃希菌、肺炎链球菌等病菌生长。新鲜的鱼腥草，叶和根都能吃，可炒食或做汤。

(5)紫苏：紫苏中紫苏醛等活性物质对金黄色葡萄球菌、伤寒杆菌、大肠埃希菌等具有一定的抑制作用。在日本，人们常将紫苏叶作为生鱼片的配菜，用于预防吃生冷食物中毒。

4. 学校或幼托机构发现有消化道传染病时该怎么办？

(1)了解学生的出勤、健康情况，每天对缺勤的学生进行统计，并追访缺勤原因，发现消化道传染病患儿应高度警惕，并进行详细登记，及时上报。

(2)疾病预防控制中心接到疫情报告后，根据实际情况进行流行病学调查工作，并指导消毒隔离措施。

(3)封闭或封存可能被病原体污染的公共饮用水源、食品及相关物品。

(4)教育学生注意自己的饮食及个人卫生习惯，勤洗手。保证学生餐饮具和玩具的消毒，密切观察学生的出勤情况。密切注意班级内有无续发病例，如有续发，及时报告，同时采取相应的预防措施。

(5)老师发现学生患病，需尽快请医师做隔离治疗，告知学生患病期间不要去上学。

(6)告知家长注意观察儿童的营养及身体健康情况，发现病情不可隐瞒，不要坚持上课，避免造成学校传染病的流行。

(7)疫情发生时，根据传染病流行特点和实际情况，配合疾病预防控制中心，遵循自愿的原则，对学生进行疫苗接种或开展应急接种工作。

5. 儿童常见的腹泻疾病有哪些？治疗方法都一样吗？

(1)病毒性腹泻：主要病原体为轮状病毒，其次有诺如病毒、星状病毒、科萨奇病毒、埃可病毒、冠状病毒等。

(2)细菌性腹泻：主要病原体为志贺菌，其次有大肠埃希菌、沙门菌、金黄色葡萄球菌、铜绿假单胞菌、变形杆菌等。

(3)真菌性腹泻:主要病原体有念珠菌、曲菌、毛霉菌等,婴儿以白念珠菌感染多见。

(4)寄生虫性腹泻:常见的病原体的有阿米巴原虫和隐孢子虫等。

(5)有时婴幼儿喂养不当也可引起腹泻,主要原因是有的婴幼儿对乳糖不耐受,肠道对糖的吸收不良。这时,只需要及时地调整喂养方式(如坚持母乳喂养或更换成无乳糖的奶粉即可)。这种腹泻无须应用抗生素治疗,应与上述感染性腹泻相区别。

上述感染性腹泻患儿虽都表现出腹泻的症状,但因病原体不同,其他症状也会有所不同,所以治疗及护理方法各不一样。如果孩子一旦出现腹泻症状,家长应及时带孩子去医院查找原因,对症下药,切不可在家使用偏方或经验性用药,以免贻误病情。

6. 口服补液盐应如何正确服用?

孩子发生腹泻、呕吐到医院就诊,一般医师都会开具口服补液盐。很多家长都有这样的疑问,口服补液盐究竟是什么?在家配制的盐水与它不一样吗?口服补液盐该怎么服用呢?

口服补液盐为白色结晶性粉末,属复方制剂,主要成分为无水葡萄糖、氯化钠、氯化钾、枸橼酸钠,可以补充钠、钾及体液,调节水及电解质的平衡,所以,口服补液盐与人们在家使用食用盐配制的盐水根本不是一回事!

口服补液盐能用于治疗因腹泻、呕吐导致的液体丢失,可纠正轻、中度失水。口服补液盐一般分为3种(图22～图24),购买和服用时,请看好标识,每一种的使用方法不尽相同。其中口服补液盐Ⅲ是世界卫生组织要求各国治疗腹泻的首选药物,适用于成人及婴幼儿,但不适用于早产儿。

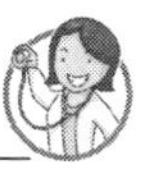

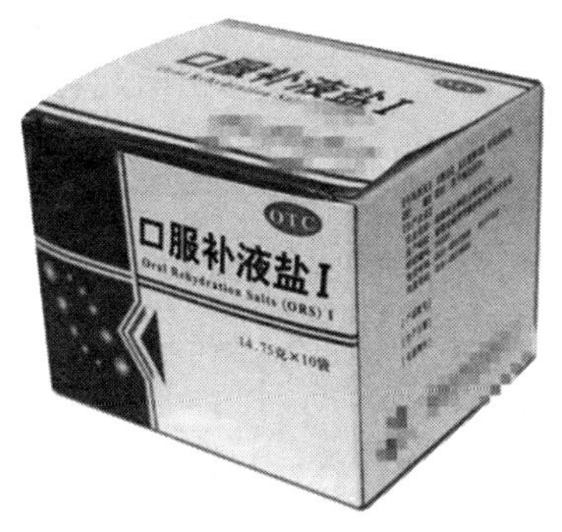

图 22　口服补液盐Ⅰ

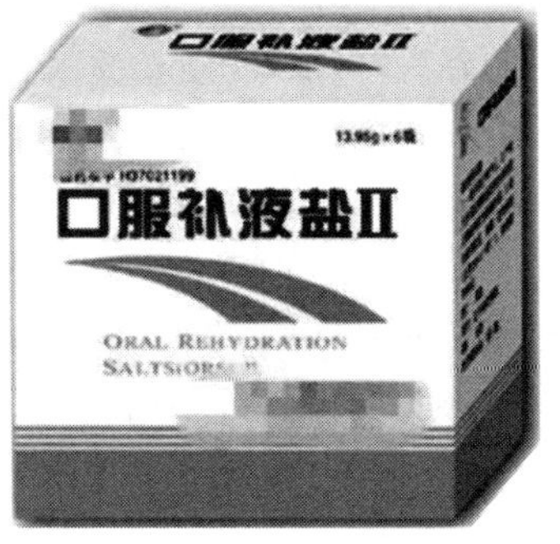

图 23　口服补液盐Ⅱ

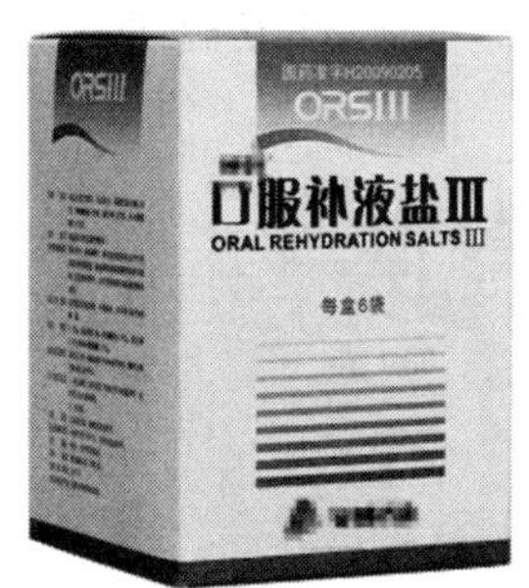

图 24　口服补液盐Ⅲ

临床发现在使用口服补液盐时，家长容易犯以下 3 个错误。

错误 1：一包溶液分多次调配！

有些家长担心孩子太小，一次喝不完那么多口服补液盐，所以只倒一半的粉末加一半的水，剩下的第 2 次再配，但是这样的做法并不正确，会导致溶液的浓度发生偏差，不利于治疗疾病。

正确的做法应该是将溶液按说明书的要求一次性配好。例如，口服补液盐 Ⅲ，1 包粉末加水 250 ml，冲调时一定要把整包粉末全部倒入容器中，再加水 250 ml 一起摇匀。而口服补液盐 Ⅰ

则是1包中有一大一小2包粉末，冲调时应将大、小2包粉末全部倒入容器，再加500 ml的水一起摇匀，这样才能得到正确配比的口服补液盐溶液。

错误2：一次给患儿喂服一大瓶！

一次给患儿喂服一大瓶口服补液盐溶液的做法并不合理，因为这样做容易加重患儿的胃肠道负担，甚至会加重呕吐。

虽然口服补液盐溶液应一次性配好，可服用时却是分次适量、多次饮用，最理想的做法应是每隔几分钟就让患儿喝上一两口，每次不一定要喝很多，期间如果患儿希望喝白开水，请提供并不限制饮用。

错误3：喂不够量！

例如，目前较常用的口服补液盐 Ⅲ，临用前将一袋量溶解于250 ml温开水中，随时口服，具体方法如下。

(1)成人：轻度脱水时剂量为50 ml/kg，4～6小时服完；中度脱水时剂量为80 ml/kg，以后根据脱水的程度调整剂量直至腹泻停止。

(2)儿童：开始时剂量为50 ml/kg，4小时内服完，以后根据脱水程度调整剂量直至腹泻停止。

(3)重度脱水、严重腹泻和新生儿应以静脉补液为主，直至腹泻停止。

口服补液盐的用量应根据患儿的实际情况来确定。

俗话说，拉得多就应该补得多，拉的少就可以少补一些，要保证“出入平衡”。即保证喝进去的量(包括口服补液盐、奶、饮水等加起来总和)要大于或等于身体排出的液体量，否则儿童会出现脱水。一天喝上好几包口服补液盐都很平常，一般最多不超过3000 ml，所以，家长们千万不要以为1天只能喝1包口服补液盐。

口服补液盐的配制只能使用蒸馏水或温白开水，不可以用高温水冲配，不能用微波炉加热，配制成的液体不可以加热灭菌。

服用时要少量、多次、慢服。倘若气温较低液体变凉，可以用

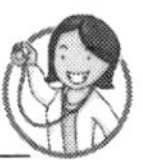

热水烫温即可，不可直接加热，因为会导致液体蒸发，影响口服补液盐的浓度。

7. 如何正确服用益生菌?

首先，家长应该明确一个概念，人身体里的细菌分有益菌（对身体健康有益的细菌）、中性菌、有害菌（对身体有害的细菌）3 种，当这些菌保持和平共处时肠道就很健康。

健康的孩子无须额外地补充益生菌！在孩子 1 岁后，家长可选择酸奶作为健康零食，适当的给孩子服用，因为乳类发酵后产生的乳酸菌对人体健康有益。

那什么情况下应该服用益生菌产品呢？如果儿童出现以下情况，适量服用益生菌产品可能有用。

(1)腹泻：腹泻会引起肠道菌群失调，补充益生菌可以恢复肠道菌群平衡。

(2)消化不良：由于孩子胃肠道消化功能较弱，益生菌可以促进消化。

(3)使用抗生素后：抗生素同时也会杀死身体里的有益菌，适当补充益生菌有助于恢复菌群平衡。

但是，服用益生菌还要注意以下几点。

(1)即冲即服：益生菌属于厌氧菌，包装开封后尽快服用，最好随吃随冲，减少益生菌在空气中暴露的时间，以免益生菌变成死菌而失效。

(2)水温不可超过 40 ℃：水温过热会杀死益生菌而起不到作用，所以，益生菌不能用热水冲调或冲调后再二次加热。

(3)不可与抗生素同服：抗生素的主要功能是杀灭细菌，不管是有害菌还是益生菌，统统杀灭，所以大部分益生菌与抗生素之间至少要间隔 2 小时以上才行。

最后值得一提的是，虽然通常益生菌对于免疫系统是有帮助的，但对于存在严重免疫系统缺陷的人来说，益生菌可能会造成严重的感染。尽管很少见,但已有由益生菌造成感染的案例,所以早产儿或是应用免疫抑制药的儿童应谨慎使用。

8. 所有的腹泻性疾病都可以服用蒙脱石散吗?如何正确服用蒙脱石散?

蒙脱石散(图 25)可以快速吸附肠道内的细菌和毒素,不仅可以减轻腹泻症状,而且通过覆盖受损肠黏膜,达到修复、保护肠道黏膜的功效,帮助建立肠道健康环境,并且因为蒙脱石散并不进入血液循环,仅仅是在肠道中发挥吸附作用,所以,安全性能良好,儿童、老年人、孕妇都可以放心口服。正是由于蒙脱石散的安全性高,不良反应少,故在治疗小儿腹泻方面应用得非常广泛。

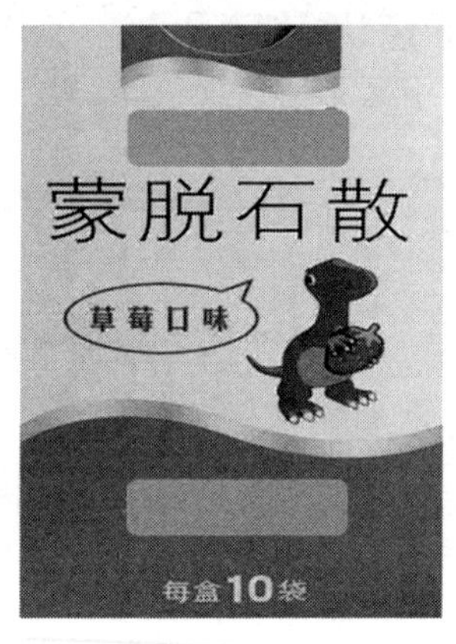

图 25　蒙脱石散

那么,在使用蒙脱石散时需要注意什么呢?

首先,将 1 袋 3 g 的蒙脱石散倒入 50 ml 温水中,搅匀以后给孩子服用。1 岁以下的儿童,每日 1 袋;1～2 岁的儿童,每日 1～2 袋;2 岁以上的儿童,每日 2～3 袋,均分 3 次服用。

急性腹泻患儿服用蒙脱石散治疗时,首次剂量需要加倍。同时,服用中,家长需要注意以下几点。

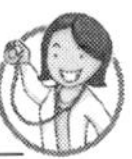

(1)蒙脱石散要搅匀后再喝:不摇匀只喝了清液,或直接倒入口中用水冲服,再或调成糊状服用,这些都是不正确的使用方法,都会影响疗效。

(2)注意服药与吃饭的时间要间隔开:在饭前或饭后半小时服用蒙脱石散是无效的,此时服用蒙脱石散无法均匀地覆盖在肠黏膜上,影响药效的发挥。要在患儿的胃基本排空以后才可以服用,而且服药后至少2～3小时不宜再给患儿吃东西。如果患儿还需服用其他的药物,建议与本品间隔一段时间。

(3)注意不能过量服用,否则容易引起患儿便秘。

只有掌握蒙脱石散正确的服用方法,才能保证药物均匀地覆盖在患儿的肠黏膜上,最大限度地发挥药物的治疗作用,有效地治疗和缓解患儿的腹泻。

9. 腹泻患儿如何正确留取大便标本?

医院会提供2种大便标本盒(图26):一般是使用大便勺采集新鲜粪便,盛于干燥、洁净的有盖容器内,如有异常,应留取黏液、脓血等异常部分,如果粪便外观没有异常,应在表面及内部挑取

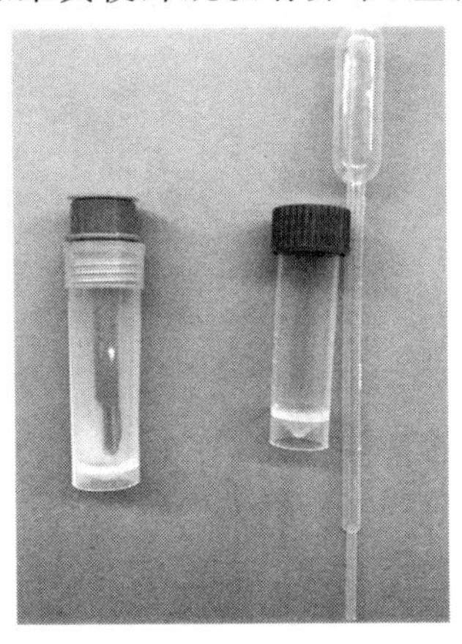

图26　大便标本盒

样便;如是稀水样便,医院会提供一种滴管便于取便。大便留好后及时送检化验(1 小时内),冬季应注意保温。

需要特别注意的是,不可用任何吸水的物品留取大便标本,包括但不限于尿布、尿不湿、卫生纸及棉签等,如果在家中,可用干净的小瓶或干净塑料袋。但如果要化验便培养,则必须使用医院提供的无菌便器盒。

(二)夏季常见的腹泻性疾病——细菌性痢疾

1. 什么是细菌性痢疾?

细菌性痢疾,是由痢疾杆菌引起的急性肠道传染病。主要临床表现为发热、腹痛、腹泻、里急后重(患者有强烈的便意,但排便不尽)和黏液脓血便。

该病以急性较常见,可反复感染,如果未及时治疗或正规治疗使用药物不当等会迁延成慢性。另外中毒型细菌性痢疾如果诊断、治疗不及时,常会危及生命。

2. 痢疾杆菌能长时间存在于哪些地方?

痢疾杆菌在粪便中可存活 11 天,在水中可生存 5～9 天,在食物中可生存 10 天,在蔬菜、瓜果、食品及被污染的物品上可生存 1～2 周。

温度越低,痢疾杆菌的生存时间越长,在低温、潮湿及冷冻条件下可生存数周。

3. 如何能杀灭痢疾杆菌?

痢疾杆菌对阳光照射和煮沸等极其敏感,阳光直射即可将其杀灭,煮沸 60 ℃ 10 分钟或 100 ℃也可将其灭活。

痢疾杆菌对各类化学消毒剂如苯扎溴铵、过氧乙酸、石灰乳及酚等均敏感。

4. 细菌性痢疾是如何传播的?

细菌性痢疾一般有 4 种传播方式(图 27)。

(1)食物型传播:痢疾杆菌在蔬菜、瓜果、腌菜中能生存 1～2 周,并可在葡萄、黄瓜、凉粉、西红柿等食品上繁殖,所以,食用生冷食物及不洁瓜果可引起细菌性痢疾。

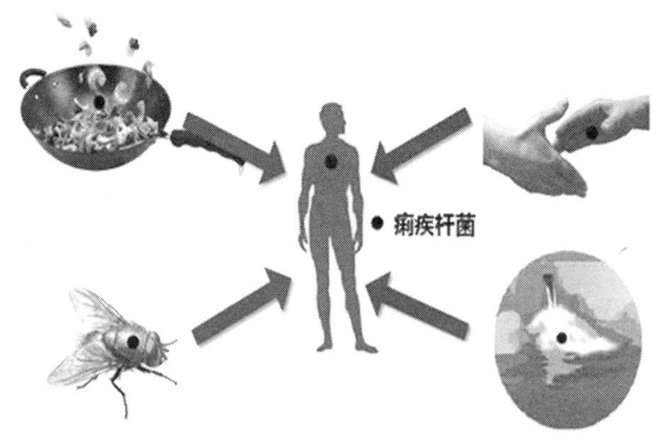

图 27　痢疾杆菌传播途径

另外,带菌的厨师和用痢疾杆菌污染的食物做凉拌冷食常可引起细菌性痢疾暴发;食物存储不当,发生变质的剩饭、剩菜也易引起细菌性痢疾。

(2)水型传播:被痢疾杆菌污染的天然水、井水、自来水未经消毒饮用,常是引起细菌性痢疾暴发的根源。

(3)日常生活接触型传播:主要通过污染的手而传播,如桌椅、玩具、门把手、公共汽车扶手等,均可被痢疾杆菌污染。若用被污染带菌的手马上去抓食物或儿童有吸吮手指的习惯,就会把细菌送入口中而致病。

(4)苍蝇传播:苍蝇有粪、食兼食的习性,极易造成食物污染,是细菌性痢疾传播的重要媒介。

5. 哪些行为更容易感染细菌性痢疾?

细菌性痢疾好发于儿童,主要与儿童的卫生习惯有关,以下 3 种不良行为最容易被感染。

(1)吃:痢疾杆菌可以在食物上生存和繁殖,且生存力顽强,如果儿童吃了带有病菌的食物,可引起细菌性痢疾的发生。

(2)喝:若细菌性痢疾患者与带菌者的粪便处理不当污染了水源,这些水又未经消毒就被饮用,常易引起细菌性痢疾大范围暴发。

(3)摸:主要通过污染的手而传播,若儿童触摸带菌物品后没有洗手就去抓食物,或有啃指甲、吮手指的习惯,就会把细菌送入口中而致病。

6. 细菌性痢疾好发于哪个季节? 为什么?

细菌性痢疾全年均可发生,我国多流行于夏、秋季节,以 7、8、9 月份为多发。主要原因为:①夏、秋季节湿热环境,痢疾杆菌更容易繁殖。②夏季苍蝇滋生,作为消化道传染病的媒介,它更容易污染餐具和食物。③热天人们喜欢喝生水、吃冷饮,喜欢吃凉菜、瓜果,导致感染的机会增多。④夏季炎热,人的胃酸分泌减少或大量饮水使胃酸稀释导致胃内杀菌作用减弱。

7. 急性细菌性痢疾临床上有哪些特征?

(1)典型痢疾(图 28):起病急,发热,腹泻,每天排便 10～30 次,粪便带黏液及脓血。出现恶心,呕吐,阵发性腹痛,腹部有轻压痛,有里急后重感(表现为下腹部不适很想解大便,然而又无法一泄为快)。患儿全身乏力,食欲下降,婴幼儿有时可有高热惊厥。

(2)非典型痢疾:不发热或只有微热,轻度腹泻,稀便,粪便内只有黏液而无脓血,只有粪便培养阳性才能确诊。因这类病例发病经过类似一般肠炎，易被忽视，常成为痢疾的传播者。

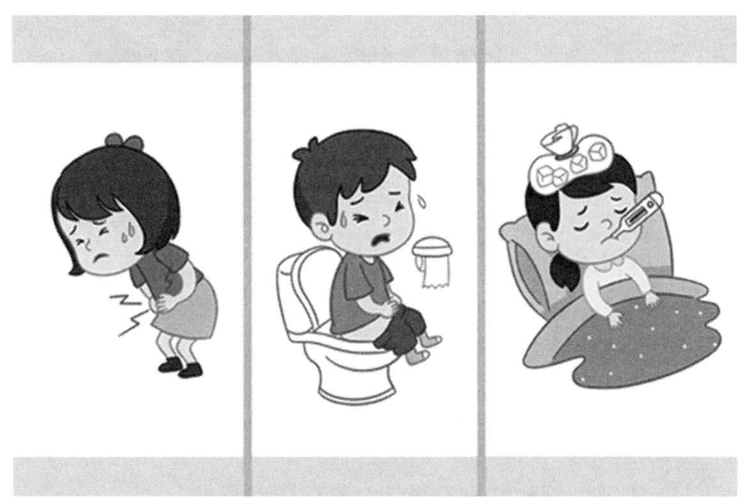

图 28 急性细菌性痢疾的临床表现

8. 急性细菌性痢疾如何确诊？

临床诊断急性细菌性痢疾的标准是：进食不洁食物或与细菌性痢疾患者有密切接触史；具有细菌性痢疾的临床症状和体征；粪便常规镜检可见白细胞(≥15 个/高倍视野)、脓细胞和少数红细胞，可临床诊断为细菌性痢疾。

在以上基础上，通过粪便培养出痢疾杆菌即可以进行确诊。

9. 采集大便标本时有什么注意事项？

大便标本一定要在抗菌药物使用前采集；采集患儿的新鲜标本，取脓血部分；及时送检和早期多次送检均有助于提高细菌培养阳性率。

10. 患急性细菌性痢疾后怎么治疗?

(1)一般治疗:消化道隔离至临床症状消失,粪便培养连续 2 次阴性。

(2)控制感染:遵医嘱应用抗生素,疗程 5～7 天。在使用抗生素期间,一定要注意治疗要彻底,不能以有无症状作为停止抗生素治疗的标准,治疗过程应反复查大便及做大便培养。如果药量不足、疗程不够长、治疗不彻底,则可能转变成慢性痢疾。

(3)积极补液:防止脱水。

(4)对症治疗:高热者可适当使用解热镇痛药,毒血症严重时,可在强有力抗菌药物治疗的基础上,给予小剂量肾上腺皮质激素。

11. 中毒型细菌性痢疾是什么? 有哪些特征?

中毒型细菌性痢疾主要累及 2～7 岁的儿童。起病急,进展快,体温迅速升高至 40 ℃或以上,伴有畏寒、寒战、精神萎靡、嗜睡等严重中毒症状。但是患儿肠道症状比较轻,有的患儿根本不会出现“拉肚子”的情况。中毒型细菌性痢疾主要分为以下 3 型。

(1)休克型 (循环衰竭型):有感染性休克的症状,如面色苍白、皮肤花斑、四肢湿冷、口唇发绀、血压下降、尿量减少、意识障碍。

(2)脑型(呼吸衰竭型):有脑水肿的表现,主要以脑病症状为主,表现为烦躁、嗜睡、昏迷、抽搐、瞳孔大小不等、对光反射迟钝或消失,该型病死率较高。

(3)混合型:同时出现休克型、脑型的症状,病情最为凶险,病死率很高。

12. 中毒型细菌性痢疾常见于什么样的人群?

中毒型细菌性痢疾多见于 2～7 岁、体质好的儿童。起病急

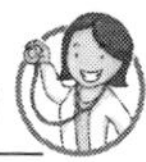

骤，全身中毒症状明显，而肠道炎症反应极轻。这是由于痢疾杆菌内毒素的作用，并且可能与某些儿童的特异性体质有关，具体原因现今也不十分清楚。所以，对于原来身体健壮的却突然出现高热、抽搐、休克、昏迷且胃肠道症状轻微的儿童，应警惕中毒型细菌性痢疾的可能。

13. 患中毒型细菌性痢疾后该怎么治疗?

（1）早期应用山莨菪碱，短期足量是治疗成功的关键。

（2）抗菌治疗：注射用药可选用第三代头孢菌素，如头孢曲松、头孢氨噻肟等，也可选用妥布霉素、阿米卡星、磷霉素等。

（3）调节水、电解质和酸碱平衡：对于脑型中毒型细菌性痢疾，必须维持患儿轻度脱水状态24小时，限制输液量；应用脱水药，常用甘露醇30分钟内快速静脉注入；严重颅内高压及脑疝时，可同时应用利尿药。

（4）对于休克型中毒型细菌性痢疾，必须迅速足量扩容。

（5）此外，降温、止惊也是治疗的重要环节；同时对危重患儿，可适当应用抑酸药保护胃黏膜，防止应激性溃疡的发生。

14. 中毒型细菌性痢疾患儿的大便采样应如何留取?

中毒型细菌性痢疾的确诊同样需要依靠粪便培养出痢疾杆菌，但中毒型细菌性痢疾患儿基本不解大便，所以不能进行普通的大便标本留取。

该类型的患儿可做生理盐水灌肠或使用肛拭子取其排泄物，明确诊断。

15. 细菌性痢疾患儿腹泻时应给予止泻药吗?

细菌性痢疾患儿绝对不可以使用苯乙哌啶等抑制肠道蠕动的止泻药！

若使用这类止泻药则会引起肠道内炎症堆积而加重感染，或有引起败血症等并发症的可能性。

16. 细菌性痢疾可以治愈吗?

急性细菌性痢疾经治疗大部分于1～2周痊愈,少数患者转为慢性或慢性带菌者。

中毒型细菌性痢疾预后差,尤其是脑型中毒型细菌性痢疾如不及时治疗,病死率较高;能及时、合理治疗者则预后良好。

17. 细菌性痢疾会复发吗?

细菌性痢疾很容易复发,原因如下。

(1)痢疾杆菌的种类多、变异性大:细菌性痢疾是由痢疾杆菌造成的,痢疾杆菌有福氏痢疾杆菌、宋内痢疾杆菌、志贺痢疾杆菌等几种类型,每一类型又可以分成许多型及亚型。每一型的痢疾杆菌是一种抗原,各型之间没有交叉免疫力。

因此,这次的致病菌是这种类型的痢疾杆菌,下次的致病菌就有可能是另一种痢疾杆菌。再加上菌型容易变异,情况就变得更加复杂了。

(2)治疗不彻底:很多家长担心应用抗生素对儿童的身体有影响,并没有完全依照医师的嘱咐,抗生素用的时间太短,有时发现情况好转就停止用药,这就造成了治疗不彻底。正规的抗生素治疗应连续用药5～7天,一直到症状消失,停药5天以后再进行大便培养,连续2次呈阴性才是真正的完全治愈。否则,极易引起细菌性痢疾反复或迁延不愈。

18. 细菌性痢疾和普通腹泻如何区分?

细菌性痢疾:患儿易出现发热,可见黏液便(大便呈鼻涕样),患儿便前哭闹、便后稍好;化验便常规可见脓细胞,需要抗感染治疗。

普通腹泻:大便次数多,但患儿精神状态还好,化验便常规无异常，一般只需要对症治疗。

19. 细菌性痢疾患儿的饮食应注意什么？

饮食上忌肉类浓汁及动物内脏，忌粗纤维、易导致胀气的食物，忌辛辣和刺激性食物，忌被污染的食物，忌性寒滑肠的食物，以减轻肠道的负担，有利于肠道功能的恢复。另外，还要限制甜食、鲜牛奶、炼乳、汽水、豆腐、红薯等，防止肠胀气。同时注意腹部保暖，禁行冷水浴。

不要因儿童腹泻就不让他吃东西，而是要让儿童在三餐吃些易消化的富有营养的软食，清淡饮食，如面条汤、米粥等。恢复期进食无渣半流食，如粥、面条、面片、小馄饨等。大便正常后可恢复正常饮食。

及时给儿童补充水分，病情严重者，应遵医嘱补充口服补液盐。

鼓励患儿多饮水，以保证足够的液体量。

腹泻频繁且伴有呕吐症状者需暂时禁止饮食，通过静脉给予补充水分和热量，以补充体内流失的葡萄糖、矿物质，并调节钾、钠、电解质、水分及酸碱平衡。

20. 家长应如何做好细菌性痢疾患儿的护理？

如果儿童患了细菌性痢疾，一定要及时就医治疗，得当的护理和精心照料会让儿童早日康复。

(1)休息：腹泻、发热期间应卧床休息。室内保持安静、空气流通，床铺平整、清洁，利于患儿休息，病情缓解后可轻度活动，恢复期逐渐增加活动量，增强免疫力。

(2)降温：体温＞38.5 ℃者，给予物理降温，额部可使用冷敷，若物理降温效果不明显时，可在医师的指导下服用退热药。

(3)注意保持臀部卫生：患儿排便次数多，故需要精心护理臀部，每次便后都应用湿纸巾擦拭肛门及臀部，然后再用清水清洗，如果发生臀红，可使用鞣酸软膏涂抹肛周。

(4)密切观察病情变化：如果患儿精神萎靡、面色苍白或四肢发凉，则有可能进展为中毒型细菌性痢疾，应立即请医师诊治。

21. 细菌性痢疾患儿的家长应如何做好消毒隔离？

(1)注意安装纱门、纱窗防蝇，有苍蝇飞入室内及时消灭。

(2)隔离患儿使用单独的奶瓶、碗、勺等餐具，餐具用完后使用专用洗涤剂仔细清洗，然后用流水将泡沫完全冲净后，煮沸或用专用的消毒锅、微波炉等进行消毒，最后还要仔细擦干。如果还留有水，就会成为细菌繁殖的温床(一定要擦干，以彻底杀灭细菌)。

(3)隔离患儿要有个人便盆，使用后的便器要用专用的消毒药物(“84”消毒剂)进行消毒；处理患儿的排泄物、呕吐物时应戴塑胶手套，以免病菌通过手传播。

(4)饭前便后，患儿及其家属必须在水龙头下用肥皂洗手。

22. 有可以预防细菌性痢疾的疫苗吗？

目前有预防细菌性痢疾的疫苗。痢疾疫苗全称为口服福氏、宋内痢疾双价活疫苗，可使人体获得免疫性，保护率可达 80％左右，但不能预防所有的痢疾杆菌，并且免疫期只维持 6～12 个月，以后可发生二次感染。尽管有这些不足，但目前引起细菌性痢疾的病原体主要以福氏和宋内痢疾杆菌为主。所以，在流行期间口服痢疾疫苗是预防人群发病、降低发病率的重要措施。可用于 3 岁以上的儿童和成人。

23. 如何预防细菌性痢疾？

细菌性痢疾只要防护得当，就可避免感染。由于细菌性痢疾主要经口感染，所以预防本病的重点是防止“病从口入”。

(1)奶瓶、水杯等要经常消毒，并放置在合适的位置，如放在橱柜里或罩上覆盖物。

(2)让儿童养成饭前、便后洗手的好习惯,平时也要勤洗手。

(3)给儿童吃的瓜果一定要认真清洗,最好去皮后再吃。

(4)夏天食物容易变质,不要放太长时间;不要让儿童喝生水。

(5)儿童的衣物要勤洗、勤晒,玩具要经常消毒。

(三)秋季常见的腹泻性疾病——轮状病毒感染性腹泻

1. 什么是轮状病毒?

在婴幼儿常见的急性肠胃炎中,排名第一的就是由轮状病毒引起的病毒性肠胃炎。其主要感染小肠上皮细胞,从而造成细胞损伤,引起腹泻。临床表现为急性胃肠炎,严重者出现脱水症状。轮状病毒传染力高、无特效药,且年龄越小感染症状往往越严重。

轮状病毒引起的胃肠炎常发生于秋、冬季节(10 月份至次年 2 月份),所以过去被称为“秋季腹泻”。

无论在发达国家还是发展中国家,婴幼儿轮状病毒感染都比较普遍。全世界每年约有 1.11 亿 5 岁以下的儿童感染轮状病毒。其中 2500 万儿童需要门诊治疗,200 万儿童需要住院治疗。每年有 35 万～59 万儿童死于轮状病毒引起的腹泻。

2. 轮状病毒有哪些特性?

轮状病毒于 1973 年最早由 Bishop 用电镜从澳大利亚腹泻儿童肠活检上皮细胞内发现,形如车轮状,故命名为“轮状病毒”。

轮状病毒主要破坏肠道细胞,影响肠道对营养物质的消化和吸收,引起分泌性腹泻,使人体内体液和电解质丢失。

3. 如何杀灭轮状病毒?

轮状病毒最佳的生存温度为 20 ℃以下,所以该病毒引起的腹泻在秋冬季最多见。轮状病毒对物理和化学性的因素抵抗力比较强，耐酸、耐碱（毕竟要穿过胃、肠），pH 3.5～10 都可以存活，在土壤、水、玩具、食物、衣物、空气-飞沫等中可存活数周，在粪便与呕吐物中存活数天到数周。

轮状病毒对热及一般消毒剂均敏感，可被乙醚、氯仿、蛋白酶灭活，50 ℃加热 15 分钟也可灭活。

4. 轮状病毒是如何传播的？

轮状病毒主要通过粪-口途径传播，一般是通过被粪便污染的手、物体、食物、水来传染的，也可以通过呼吸道传播。

轮状病毒在外界生存的能力极强，在外界环境中能长期潜伏等待，一旦有机会即进入人体大量繁殖致病，随后又可随粪便排出体外，污染外界环境，重新感染他人。

5. 几岁的儿童比较容易感染轮状病毒？

婴幼儿感染轮状病毒非常普遍。检测结果显示，轮状病毒腹泻好发于 6～24 月龄的婴幼儿，尤其是 12～17 月龄的婴幼儿。

原因是<6 月龄的该病毒幼儿主要为母乳喂养（图 29），从母

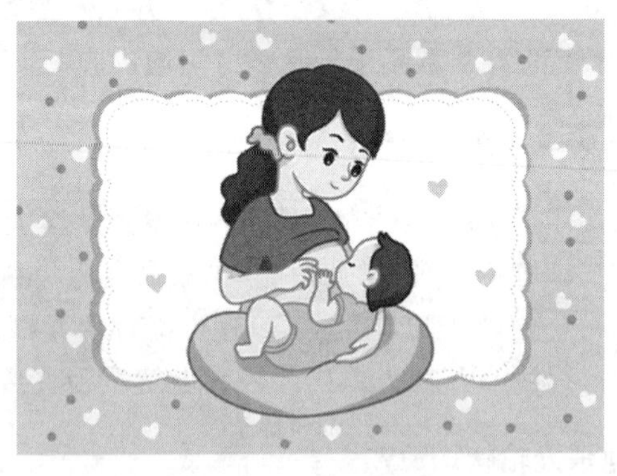

图 29　母乳喂养

体获得特异性抗体从而免疫该病毒，故这一时期的婴幼儿相对较不易受轮状病毒的感染。

6 月龄至 2 岁的婴幼儿大多采用混合喂养方式或完全停止母乳喂养，幼儿体内来自母体的获得性抗体在 6 月龄后逐渐消失，婴幼儿自身免疫系统尚未完善，加之暴露于轮状病毒的机会增加，机体对抗轮状病毒感染的抵抗力减弱，形成轮状病毒感染的高发时期。

大于 2 岁的幼儿机体免疫系统逐渐建立和完善，曾经感染的幼儿体内产生特异性抗体，故感染率开始下降。

6. 在我国，轮状病毒好发于哪个季节?

不同地区，轮状病毒的流行时间略有差异，但是相差不大，主要流行高峰期通常从每年的 10 月份到次年的 2 月份。

7. 感染轮状病毒后会出现哪些症状?

轮状病毒引起的胃肠炎是一种轻度至重度的疾病，轻者可没有任何临床症状，严重者可出现重度脱水甚至死亡。

典型病例的潜伏期一般在 3 天左右。突然发病，出现大量水样腹泻，可伴有发热、呕吐或腹痛，且呕吐常先于腹泻。腹泻每日可多达 10～20 次，大便多为白色米汤样或黄绿色稀水便，可形容为“蛋花样”，粪便很少有腥臭味，可带少量黏液，一般无脓血便。

严重者可出现重度脱水和电解质紊乱，是婴幼儿致命性腹泻最常见的病因。

此外，严重腹泻对于婴幼儿早期的肠道发育来说也是一种负担，可能会影响肠胃健全及营养吸收，进而阻碍其成长发育。

8. 轮状病毒感染性腹泻如何确诊?

轮状病毒引发的腹泻症状与痢疾及普通腹泻不一样，临床上还是很容易鉴别的。

儿童如果出现以下症状即可怀疑感染了轮状病毒：高热38.5～40.0℃，并持续1～2天，腹泻严重，一天10次左右，大便水分含量多，且呈黄绿色蛋花汤样。

便常规镜检：正常或偶见少量白细胞。基本可以排除是由细菌感染导致的腹泻。

最后可进行粪便培养，检查出轮状病毒即可确诊。

9. 如何判断脱水程度?

轮状病毒感染性胃肠炎对婴幼儿造成的危害就是呕吐及腹泻后的脱水。脱水指的不仅仅是水分丢失，同时还有电解质的丢失。一般根据精神、神志、皮肤弹性、循环情况、前囟、眼窝、尿量及就诊时体重等综合分析判断。常将其分为轻、中、重3度。

(1)轻度脱水：失水量占体重的5%以下(30～50 ml/kg)。患儿精神正常或稍差；皮肤稍干燥，弹性尚可；眼窝、前囟轻度凹陷；哭时有泪；口唇黏膜稍干；尿量稍减少。

(2)中度脱水：失水量占体重的5%～10%(50～100 ml/kg)。患儿精神萎靡或烦躁不安，皮肤干燥，弹性差；眼窝、前囟明显凹陷；哭时少泪；口唇黏膜干燥；四肢稍凉，尿量明显减少。

(3)重度脱水：失水量占体重的10%以上(100～120 ml/kg)。患儿呈重病容，精神极度萎靡，表情淡漠，昏睡甚至昏迷；皮肤灰白或有花纹，干燥，失去弹性；眼窝、前囟深度凹陷，闭目露睛；哭时无泪；口唇黏膜极干燥；出现休克症状如脉细而快，血压下降，四肢厥冷，尿极少或无尿等。

10. 目前，有治疗轮状病毒的特效药吗?

轮状病毒感染性腹泻为自限性疾病，目前没有特效治疗药物，主要是给予支持治疗和对症治疗，纠正患儿的脱水、酸中毒。

(1)腹泻频繁，对食物的吸收可产生较大的影响，如果不及时治疗，则会导致营养不良，病情恢复缓慢。因此，不仅要保证患儿

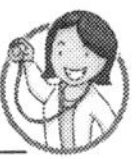

正常所需，还要科学合理地安排饮食，不仅要保证孩子的营养所需，还要补充丢失的一部分。呕吐严重者要等到病情好转后再进食。

(2)虽然该病不需要禁食，但是饮食的种类要做出调整。已经开始添加辅食的患儿要暂时停止，只进食母乳，如果是非母乳喂养的患儿，则要给予牛奶、米汤等流食，便于消化吸收。待患儿逐渐康复之后，再从流食向半流食，最后向正常饮食过渡。

(3)如果患轮状病毒性腹泻时吐泻情况并不是很严重，可给予口服补液盐，防止患儿脱水，同时还能预防酸中毒。

(4)如果患儿呕吐严重，就要采取静脉补液的方法，在已经失去大量液体的情况下，同时电解质也大量流失，就要充分补给所需的液体量，根据临床表现给予补钾、补钙、补镁，还要纠正酸中毒。

(5)由于病毒的侵袭，使得肠道内的正常菌群生态平衡被破坏，所以，要给予一些益生菌制剂和能够帮助遏制有害病菌的微生物制剂。

11. 治疗轮状病毒感染要用抗生素吗?

轮状病毒感染性胃肠炎是典型的病毒感染，没有必要使用抗生素。

有的家长认为，轮状病毒感染检查时大便常规会发现少量白细胞(<10个/高倍视野)，代表有细菌感染，所以，需要使用抗生素，其实这种想法是错误的。轮状病毒可侵犯小肠黏膜，造成黏膜损伤，可能会出现肠道菌群失调，大量、频繁地应用抗生素则会导致患儿肠道内正常菌群破坏增多，使得菌群更加失调，导致肠道屏障的完整性受到损害，更不利于患儿健康。

12. 为什么说感染轮状病毒后补水很关键?

轮状病毒胃肠炎是自限性疾病，脱水是导致重症及死亡的主要原因，故主要治疗是纠正脱水。

需要特别注意的是，并不是所有的“水”都能有效预防患儿腹泻脱水，有些“水”乱喝，还很有可能加重病情(图 30)。

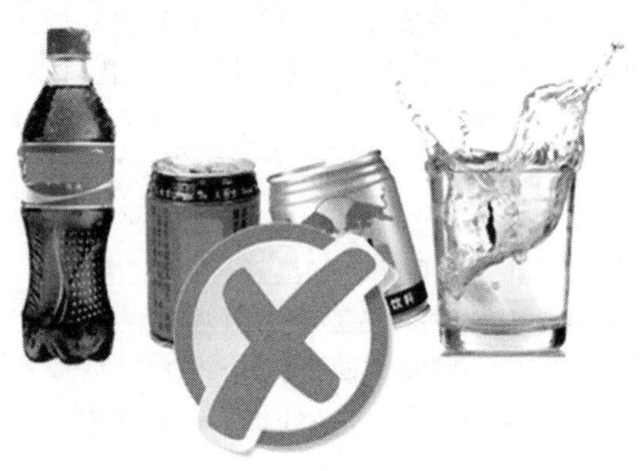

图 30　无效补水

【属于无效补水的行为】

(1)白开水：患儿腹泻期间，如果只通过喝白开水或纯净水来补充水分，不仅难以被吸收，还容易导致水中毒，造成患儿水肿。

(2)含高浓度糖的温水：腹泻期间尽可能不要给患儿喝含糖的水，如汽水(包括可乐)、运动饮料、果冻水、糖水及未稀释的果汁。由于这些饮料都高浓度的含糖，而糖会把体内的水分吸收到肠道里，从而使患儿腹泻的症状加重。

(3)运动饮料：市面上贩卖的各式运动饮料，强调富含电解质，可以迅速补充身体流失的水分，故常被用来当作腹泻时的最佳水分来源。事实上，运动饮料的渗透压比较高，如果腹泻的情形已经很严重，喝运动饮料只会使患儿的腹泻症状加重。

【科学补水的方法】

(1)米汤：患儿腹泻脱水时，可用米汤补充体液。米汤为低渗

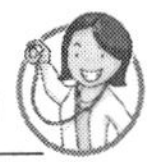

性溶液,可减少发生渗透性腹泻的危险。这种传统补液法方便简单,经济实惠,补液的口味也不错,患儿乐意接受。

(2)口服补盐液Ⅲ:口服补液盐是世界卫生组织推荐用于治疗急性腹泻合并脱水的一种溶液,相比于白开水、稀释的果汁、稀释的软饮料或稀释的提神饮料更能有效纠正腹泻导致的脱水。该液体中含有的葡萄糖、钠、钾及水分可有效预防和治疗轻度脱水。使用时按照说明书进行稀释,少量多次喂服。

13. 为什么治疗轮状病毒感染还需服用益生菌?

益生菌是一种对宿主有益的活性微生物,主要包含乳酸菌、双歧杆菌、放线菌、酵母菌等,通过在肠道内繁衍生殖,产生可促进患儿肠道功能恢复的短链脂肪酸,如乙酸、乳酸等,可有效保护肠道酸碱平衡,促进肠蠕动。相关研究表明,益生菌可吸附并固定肠源性毒素,并阻碍其产生及释放,可有效避免肠道黏膜损伤。

14. 如何判断患儿需要去医院就诊?

虽然轮状病毒腹泻为自限性疾病,一般无须到医院就诊,只要做好观察及护理即可,但出现以下情况应引起注意。

(1)脱水的早期表现为口干、小便量减少、眼窝凹陷等。有些吃奶的儿童会表现为不停地喝奶,这其实是口渴要喝水,而不是肚子饿。一旦出现这种情况,就要到医院检查。

(2)如果腹泻的儿童出现反复高热、腹胀、精神差、皮肤花纹等,或出现腹泻严重、频繁呕吐、无法进食、明显少尿、无尿等症状,也需要及时去医院就诊。

15. 轮状病毒感染性腹泻的预后怎么样?

早期明确诊断和积极治疗,预后理想。

病毒性腹泻往往是一种自限性疾病,就是本身可以自愈的,但需要时间,一般是1周左右。

16. 患过轮状病毒感染性腹泻后是否今后不会再患?

由于轮状病毒分为好几型，理论上可以多次感染，但实际上很少有婴幼儿能患 2 次以上。接种过疫苗者还是有可能感染轮状病毒，因为病毒有不同的亚种，并且接种后只有约 70％的概率不感染，但若接种过疫苗，则患儿的症状可能会减轻，越小的患儿症状越重，＜5 岁的幼儿基本上都感染过轮状病毒，感染过轮状病毒的幼儿，一般不会感染第 2 次。

17. 如何做好轮状病毒感染性腹泻患儿的护理?

对于轮状病毒感染性腹泻患儿，最重要的护理措施就是防止脱水，做好肛周皮肤护理。

(1)若发生轻度脱水，给予口服补液盐即可；若发生中至重度脱水，则应及时到医院进行静脉补液。

(2)肛周皮肤护理

1)腹泻患儿应及时更换尿布，保持肛周皮肤清洁、干燥，每次便后都要用温水清洗臀部、会阴部。注意：不要用粗糙的卫生纸进行擦拭，最好使用婴幼儿湿纸巾(图 31)进行擦拭；女婴擦拭大便时应由前往后擦拭。

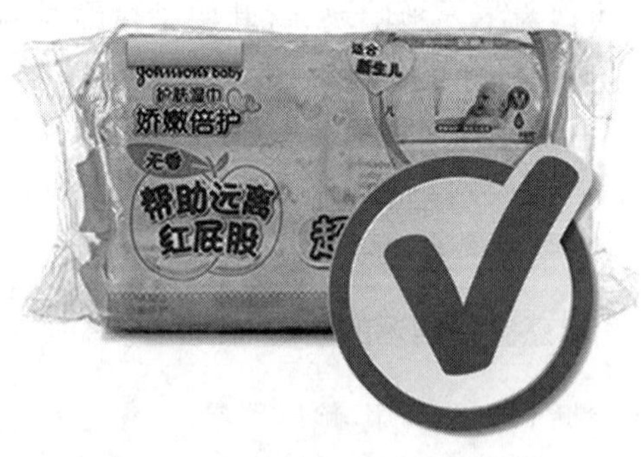

图 31 预防臀红应使用的湿巾

2)有红臀的患儿，可将臀部暴露于空气中，然后涂上鞣酸软膏。

18. 轮状病毒感染性腹泻患儿的饮食应注意什么?

不少家长遇到患儿腹泻，马上给予禁食。实际上，禁食会影响患儿对营养素的摄入，削弱患儿的抗病能力，易使腹泻迁延或发生营养不良。

病情轻者，只要有食欲就可鼓励其进食。吃母乳的患儿应继续母乳喂养；若为人工喂养，可将奶粉改为无乳糖奶粉；已添加辅食的患儿以柔软、温热的食物为主，如烂面条、米粥、稀饭等。

腹泻严重者可暂时禁食，待症状好转后，可逐步恢复正常饮食，进食必须由少到多、由稀到浓地循序渐进。

避免给患儿食用生冷及不易消化的食物，豆类、甜食等会使肠内胀气，引起腹泻，故避免食用。

19. 轮状病毒感染性腹泻患儿可以喝母乳或配方奶吗?

母乳能够为婴幼儿提供足够的抗体，对婴幼儿对抗轮状病毒感染具有一定的积极作用，所以应提倡母乳喂养。

轮状病毒感染的患儿肠道内双糖酶显著减少，普通的配方奶含有乳糖，继续服用会加重腹泻。患儿在腹泻时应改为喝无乳糖的防腹泻奶粉，建议持续喝一段时间，待症状缓解后再换回原来的奶粉。

20. 轮状病毒感染性腹泻患儿的家长应如何做好消毒隔离?

(1)患儿的呕吐物及排泄物应有专有容器(痰盂、便盆等)盛放，使用完毕后应用“84”消毒液进行消毒处理。

(2)对于餐饮具，应煮沸消毒，且在喂食前需奶嘴消毒，喂奶后对奶瓶及奶嘴进行单独处理。

(3)家中物品表面，如桌面、台面等，可使用“84”消毒液擦拭。

患儿的玩具也要经常消毒，尤其是患儿生病后，更要做好消毒工作。

(4)患儿的换洗衣物、被褥可在阳光下暴晒消毒，否则病毒会附着在衣物上，有可能传染给他人。

(5)患儿及家长都应做好手卫生工作，家长接触患儿前后均应使用流动水加皂液对手进行清洗。

21. 目前有疫苗可以预防轮状病毒感染吗？

目前有口服轮状病毒减毒活疫苗可以预防轮状病毒感染。

虽然接种轮状病毒疫苗后，并不能百分百预防轮状病毒感染，但是感染后的症状会较轻。世界卫生组织于 2009 年建议全球使用轮状病毒疫苗。

22. 几岁儿童可以接种轮状病毒疫苗？

轮状病毒疫苗接种对象主要为 2 月龄至 5 岁的婴幼儿及儿童。婴幼儿、儿童口服该疫苗后，可刺激机体产生对 A 群轮状病毒的免疫力，用于预防儿童 A 群轮状病毒感染引起的腹泻。

目前，轮状病毒感染性腹泻是儿童急诊和死亡(除呼吸道感染之外)的第 2 位病因。我国每年约有 1000 万儿童患轮状病毒感染性胃肠炎，占儿童总人数的 1/4。因此，轮状病毒疫苗是预防轮状病毒感染性腹泻最经济、最有效的手段。

23. 接种轮状病毒疫苗有什么注意事项？

轮状病毒疫苗是减毒重组的活疫苗。使用方法：用手开启瓶盖，用吸管吸取本疫苗，直接喂于婴幼儿，用量为每人一次口服 3ml，切勿用热水送服。

对身体不适、发热、腋温＞37.5 ℃、急性传染病或其他严重疾病患者、免疫缺陷和正在接受免疫抑制药治疗者不建议接种。

24. 如何预防轮状病毒感染?

预防轮状病毒感染性腹泻,卫生是关键!家长们一定要帮助儿童养成良好的个人卫生习惯。

(1)勤洗手:很多儿童的感染方式都是手先接触病毒,然后通过嘴巴吃进去。所以饭前、便后勤洗手对于预防轮状病毒感染具有至关重要的作用。

(2)注意消毒:餐具、水具等不要混用,要注意清洁、消毒。

(3)注意饮食:不吃生冷食物,不吃没有完全烹饪熟的食物。

(4)注意防护:尽量少带儿童到人多的场合,如商场、游乐场等,以减少接触腹泻患者的机会。

(5)接种轮状疫苗:目前"轮状病毒疫苗"属于计划外自费接种,可以增强对轮状病毒的免疫。体质特别弱、肠胃功能长期不良的儿童可考虑接种。

(四)冬季常见呕吐性疾病——诺如病毒感染性呕吐

1. 什么是诺如病毒?

1968 年,美国诺瓦克镇一所小学暴发了急性胃肠炎。1972 年,科学家在此次暴发疫情患者的粪便中发现一种直径约 27 nm 的病毒颗粒,将之命名为诺瓦克病毒,后又称为诺罗病毒、诺沃克病毒或脓融病毒。

2002 年,第八届国际病毒命名委员会将诺瓦克病毒、诺罗病毒、诺沃克病毒、脓融病毒统一改称为诺如病毒,成为杯状病毒科的一个独立属——诺如病毒属。

诺如病毒可引起急性胃肠炎,表现为腹泻、呕吐、恶心,或伴有发热、头痛等症状。患儿呕吐、恶心多见,成人患病后以腹泻为多。病程一般为 2~3 天,此病是一种自限性疾病,恢复后无后遗症。因为冬季发病率比较高,也被称为冬季呕吐病。

据统计,2012 年以来,诺如病毒已成为我国其他感染性腹泻病暴发的优势病原体(60%～96%),主要发生在中、小学校。

2. 诺如病毒有哪些特性?

(1)变异快(会乔装打扮):每隔 2～3 年出现引起全球流行的新变异株。

(2)环境抵抗力强(打不死的“小强”):诺如病毒在 0～60 ℃的温度可存活;家用的烹调高压(约 260 mPa)对贝类中的诺如病毒不能完全杀灭;乙醇和免洗洗手液不能将其灭活。

(3)感染剂量低(一点点就中招):只需要很低的剂量(≥18 个病毒颗粒)就能感染人。

3. 如何杀灭诺如病毒?

诺如病毒不仅耐寒,也耐热,温度≤60 ℃,它们就能存活。一般的消毒剂对其无效。加热 100 ℃煮沸或使用 10 mg/L 的高浓度氯离子(处理污水采用的氯离子浓度)可灭活诺如病毒。

4. 诺如病毒和轮状病毒有什么区别?

轮状病毒和诺如病毒都是比较常见的腹泻病原体,都能引起儿童腹泻。两者的区别见表 6。

表 6　轮状病毒和诺如病毒的区别

区别点	轮状病毒	诺如病毒
易感人群	婴幼儿及学龄前儿童	人群普遍易感,尤其是学龄前儿童及成人
潜伏期	2～3 天	24～48 小时
病程	3～8 天	1～3 天

（续　表）

区别点	轮状病毒	诺如病毒
症状	腹泻常见	腹痛、腹泻，恶心、呕吐
大便性状	黄色水样或蛋花汤样	水样
高发季节	秋、冬季	11 月份至次年 2 月份
是否传染	是	是
有无疫苗	有	无
护理	对症护理，补液预防脱水	

5. 诺如病毒是如何传播的?

诺如病毒感染性强，主要是经粪-口途径传播，也可以通过呕吐喷出的气溶胶颗粒传播；另外，也可以通过直接接触被污染的物体表面、食物、水传播。

以下食物容易携带诺如病毒：涉及的水产品主要有牡蛎等贝类及生食鱼肉等；涉及的农产品主要有绿叶蔬菜、番茄、青葱和草莓等。

以下是经粪-口传播的一些途径：食用或饮用被诺如病毒污染的食物或水；触摸被诺如病毒污染的物体或表面，然后将手指放入口中；接触过诺如病毒感染患者，如照顾患者、与患者分享食物或共用餐具。

诺如病毒在密闭场所中（如托幼机构、幼儿园、学校、养老院、游船等）传播速度快，易引起暴发。

图 32 左边是感染诺如病毒的场所，右边是感染的传播途径，可以发现场所一般都是聚集性的；而食源和水源性的传播却并不是最主流的。

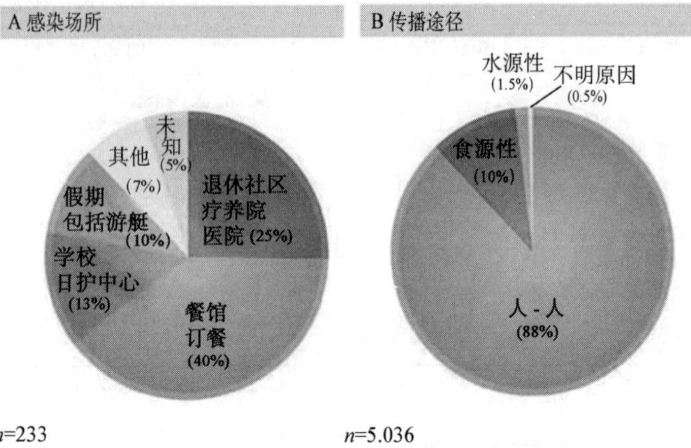

图 32 诺如病毒感染的途径

引自:Fields Virology,6th,Ed,P597.

6. 几岁儿童比较容易感染诺如病毒?

人群对诺如病毒普遍易感,成人、儿童都易被感染,一般<5岁的儿童高发。

7. 感染诺如病毒后的临床症状有哪些?

感染诺如病毒后潜伏期为24~48小时,然后突然发病,主要症状(图33)为恶心、呕吐、发热、腹痛和腹泻。粪便为稀水便或水样便,无黏液脓血,有些感染者仅表现出呕吐症状。

少数患者仍会发展成重症,甚至死亡。重症患者常见于高龄老人、低龄儿童、既往有基础疾病者,以及免疫力低下的人群。重症患者可出现脱水,水、电解质平衡紊乱,便血,坏死性小肠结肠炎,头痛,颈项强直,弥散性血管内凝血等症状。

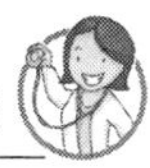

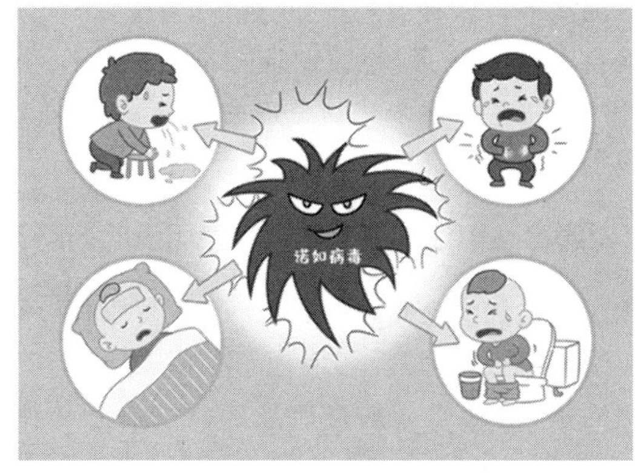

图 33 诺如病毒的临床表现

8. 诺如病毒感染性呕吐如何确诊？

诊断诺如病毒感染性呕吐主要依据流行季节、地区、发病年龄等流行病学资料和临床表现及实验室常规检测结果进行诊断。

(1)疑似病例：即急性胃肠炎病例，定义为 24 小时内出现排便 3 次且有性状改变(呈稀水样便)和(或)24 小时内出现呕吐 2 次者。

(2)临床诊断病例：在诺如病毒感染引起的聚集性或暴发疫情中，满足疑似病例定义，且粪便、血常规检查无特殊发现；排除常见细菌、寄生虫及其他病原感染。

(3)实验室诊断病例：疑似病例或临床诊断病例中，粪便、肛拭子或呕吐物标本经诺如病毒核酸检测阳性，或 ELISA 抗原检测阳性者。

9. 目前有治疗诺如病毒的特效药吗？需要应用抗生素治疗吗？

目前尚无特效的抗病毒药物，以对症或支持治疗为主，脱水是诺如病毒感染性腹泻的主要威胁，对严重患者尤其是幼儿及体弱者应及时输液或口服补液，以纠正脱水、酸中毒及电解质紊乱。

诺如病毒是一种病毒，不需要应用抗生素治疗，抗生素对病毒无作用，并且，抗生素会杀死肠道内的正常菌群，导致菌群紊乱进而造成腹泻时间延长。

10. 诺如病毒感染性呕吐严重时可使用镇吐药吗？

患儿在感染诺如病毒呕吐严重时，可在医师的指导下适量服用镇吐药。

应明确的是，治疗诺如病毒所致疾病的处理原则是防止脱水，要及时给腹泻患儿补水，可以使用含有一些电解质的口服补液盐。如果患儿呕吐严重，服用的口服补液盐达不到补充电解质作用的情况下，可在医师的指导下给患儿先喂服镇吐药，20～30分钟后再服用口服补液盐，每次5～10 ml，但要少量多次。

11. 诺如病毒感染性呕吐的预后怎么样？病程一般多久？

诺如病毒感染为自限性疾病，病程一般为2～3天。一般来说，即使感染了诺如病毒也会很快痊愈，而且不会留下后遗症。

有些患者连续腹泻会出现脱水症状，严重时还会危及生命。

12. 诺如病毒感染患者什么时候需要住院治疗？

大多数的诺如病毒感染患者可在门诊接受治疗。如出现以下情况有可能发展为重症，需住院观察：①容量不足或脱水；②难治性呕吐；③肾功能或电解质异常；④过多的血便或直肠出血；⑤严重的腹部疼痛；⑥病程迁延（超过1周）；⑦65岁及以上且存在低血容量征象（血压低）者；⑧有基础疾病（如糖尿病、HIV感染或应用免疫抑制药导致免疫功能低下者）者、孕妇等。

13. 感染过诺如病毒后是否终身不会再感染?

诺如病毒可以感染任何人群,而且可以多次感染。

和流感病毒类似,诺如病毒有很多亚型,被其中一型感染后,免疫系统产生免疫保护,但如果下次感染的是其他型别,则照样被感染。

14. 家长如何处理诺如病毒感染患儿的呕吐物及排泄物?

患儿的呕吐物及排泄物应及时清理,清理方法如下。

(1)用一次性吸水材料(如纱布、抹布等)蘸取 5000~10 000mg/L 的含氯消毒液(或高浓度的"84"消毒液)完全覆盖污染物,小心清除干净,清除过程中避免接触污染物。

(2)清理的污染物用 5000 mg/L 的含氯消毒液(或高浓度的"84"消毒液)浸泡消毒 30 分钟后处理。

(3)厕所马桶或容器内的污染物,可小心倒入足量的 5000~10 000 mg/L 的含氯消毒液(或高浓度的"84"消毒液),作用 30 分钟以上,排入污水处理系统。

(4)清洁中使用的拖把、抹布等工具,盛放污染物的容器都必须用含有效氯 5000 mg/L 消毒剂溶液(或高浓度的"84"消毒液)浸泡消毒 30 分钟后彻底冲洗,才可再次使用。

(5)厕所、卫生间的拖把应专用。

15. 诺如病毒感染患儿的饮食应注意什么?

很多家长在患儿呕吐和腹泻后,就只给患儿喝奶、喝米粥,不给患儿吃固体的食物,比如面条,那这种做法正确吗?

其实,只要患儿进食后无呕吐,就可以让患儿进食正常饮食。

如患儿进食后发生呕吐,可给予米粥或面条等流质或半流质饮食,少食多餐,待症状好转后再逐渐过渡到正常饮食。

患儿可适量吃些止泻的水果如苹果,不要吃西梅、李子、梨等水果，否则会导致腹泻加重。

禁止患儿进食冷饮、油腻、辛辣、含糖量高的刺激性食物。

16. 如何护理诺如病毒感染患儿？

(1)患儿的餐具、水杯应专人专用，与家人的餐具分开清洗。清洗方法：首选煮沸消毒 15～20 分钟或采用“84”消毒液浸泡 30 分钟，彻底消毒后再用清水冲洗。

(2)便盆、盛呕吐物容器专人专用，使用后立即消毒。消毒方法：将便盆或盛过污物的容器浸泡在含有效氯 5000 mg/L 的消毒剂溶液(或高浓度“84”消毒液中)中浸泡 30 分钟后，再用清水冲洗。

(3)由于患儿在呕吐时会产生病毒气溶胶，所以，房间应定时开门窗通风换气，一般每日通风 2 次，每次 30 分钟。

(4)家长在护理患儿时应戴手套，特别是清理患儿呕吐物及排泄物时，应加戴口罩，但是，戴手套不能代替洗手，家长在接触孩子前、替换尿布后、处理粪便后均需洗手。

17. 现今有疫苗可以预防诺如病毒吗？

目前暂无疫苗可以预防诺如病毒，但可以通过一些良好的生活习惯来进行预防(图 34)。

(1)尽量不要带孩子去人群密集的地方。

(2)保持个人卫生，勤洗手，饭前、便后要洗手，养成正确的洗手方法及良好的卫生习惯。

(3)不喝生水，孩子使用自己一套独立的餐具和杯具。

(4)不吃生冷食品或未煮熟的食物，海鲜等食物要煮熟后才能让孩子食用，瓜果一定要清洗干净。

(5)孩子所接触的玩具、文具以及生活用品要定时用含氯消毒剂处理。

(6)保持室内空气流通，每天最好开窗通风 2 次，每次不少于 30 分钟。

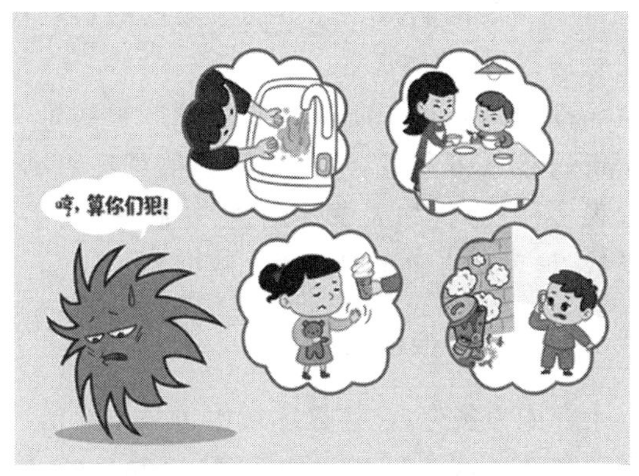

图 34 预防诺如病毒的措施

(五)不只是与手、足、口有关的疾病——手足口病

1. 什么是手足口病?

手足口病是由人肠道病毒感染引起的常见传染病，最常见的为肠道病毒71型(EV71)和柯萨奇A16型病毒，该病以婴幼儿发病为主，大多数患者症状轻微，以发热和手、足、口腔及臀部等部位出现皮疹为主要症状，但也有少数患儿可出现脑炎、神经源性肺水肿和心肌炎等，个别重症患儿病情进展快，可导致死亡。

本病主要感染5岁以下的儿童，但大一点的孩子和成年人也可被感染。

2. 引起手足口病的人肠道病毒为什么不是让孩子“拉肚子”，而是让孩子“起疹子”?

首先，我们应明确，人肠道病毒和引起急性胃肠炎的病毒是两个概念。

引起急性胃肠炎的病毒可以分属于不同的病毒科、属，包括但不限于轮状病毒、杯状病毒等。

人肠道病毒是一个单独的病毒属，包括肠道病毒71型、埃可病毒和柯萨奇病毒A16型等，这些病毒一般是经由肠道传播的，它们能引起很多种疾病，如无菌性脑炎、心脏疾病、手足口病、疱疹性咽峡炎等，埃可病毒也可引起婴儿腹泻。

3. 人肠道病毒如何被杀灭?

本病毒生存能力极强，在外界环境中可长期存活。人肠道病毒对物理和化学性的因素抵抗力比较强，耐酸耐碱，对乙醚等脂溶剂具有一定的抵抗力，但病毒对紫外线及干燥敏感。各种氧化剂(高锰酸钾、漂白粉等)、碘伏、56 ℃加热30分钟都可将其灭活。

4. 手足口病是如何传播的?

人是手足口病的唯一传染源，有些感染者没有症状但同样具有传染性，病毒广泛存在于患者的口腔、鼻咽、肠道及疱疹液中，所以，呼吸道分泌物(鼻涕、喷嚏)、唾液、大便、皮肤的疱疹里面都有病毒。

这些含有病毒的物质接触过的地面、墙壁、玩具可能有病毒附着，当然也有传染性。

当孩子排便过后不洗手或妈妈处理孩子的粪便后不洗手抱孩子等，又比如玩了有病毒附着的玩具之后吃手，或者健康的孩子与患病的小朋友拥抱时，碰到皮肤上的疱疹，之后吃手；或者直接舔到有病毒附着的玩具、墙面等，都会导致发病。

另外，部分病毒可以经过呼吸道传播，如果患儿打喷嚏时，健康的孩子正好吸入了病毒，也会导致患病，所以，手足口病的传播途径很多，主要通过粪-口途径传播，也可以通过呼吸道或接触进行传播。

5. 几岁儿童比较容易感染人肠道病毒？

婴幼儿和儿童普遍多发，6 个月至 3 岁的婴幼儿更容易发病，这和 6 月龄之后，母亲经过胎盘传给孩子的抗体逐渐消退，孩子自己的免疫力弱、抵挡不住病毒侵袭有关。

另外，由于成人的免疫系统较完善，成人一旦感染一般不发病，也无任何症状，但感染后会传播病毒，因此成人也需要做好防护，避免传染给孩子。

6. 为什么幼托机构容易群体性暴发手足口病？

手足口病具有流行强度大、传染性强、传播途径复杂等特点。加之幼托机构内人群密集，孩子的免疫系统发育又不完善，自身抵抗力低下，倘若一旦有手足口病病情出现，很容易导致手足口病在幼托机构内暴发，因此，幼托机构的手足口病的预防很关键。

7. 手足口病好发于哪个季节？

本病全年都可以发病，在北方地区夏、秋季节高发，但有逐渐提早的趋势。在南方地区以春、夏季节为主高峰，秋、冬季节为次高峰。本病流行季节可能和肠道病毒喜欢湿热环境也有关。

8. 患手足口病后会出现什么样的症状？

轻型的手足口病表现为急性发病，在口腔、手、足处出现疱疹和斑丘疹，在出疹的同时或出疹前可能会出现发热，大部分是低热，<38.3 ℃。

口腔疱疹最多见于舌和颊黏膜，其次为唇齿侧和硬腭，口周也会出现。开始时为红色斑片，继而发展为水疱，在 2～5 天水疱破裂，形成溃疡，患儿表现为咽喉疼痛或拒绝吃东西。

手足处表现为数个到数十个斑丘疹或疱疹，多表现为不痛、不痒、不结痂、不留瘢的四不特点，在 5 天左右吸收，7～10 天完全消失。但是某些病毒，比如柯萨奇病毒 A16 型导致的手足口病，斑丘疹会出现疼痛表现。

除手、足、口外，臀部也是皮疹的高发区，多表现为红色斑丘疹。

虽然大部分患儿都是轻型病例，但 1%～1.6%的手足口病会发展为重症手足口病。

9. 如何早期识别重症手足口病?

国家卫生健康委员会发布的《手足口防治指南》中明确指出：有以下表现提示患儿可能在短期内发展为重症病例，需要立即送医院治疗。

(1)持续高热：体温＞39 ℃，或者体温＞38.5℃并持续超过 3 天。

(2)神经系统异常：患儿出现嗜睡、呕吐、头痛等表现，有时会伴有肢体抖动、站立不稳或肌阵挛(就是肌肉在抽搐)。

(3)心力衰竭前表现：患儿呼吸和心率增快、四肢发凉、出冷汗。

总的来说，就是重症手足口病先出现发热和神经系统异常，之后再出现心力衰竭前表现，所以，家长们只需掌握一点：手足口病患儿如果出现体温≥38.5 ℃并超过 3 天，或者出现嗜睡、呕吐、头痛等表现，就应立即带孩子去医院，一刻都不能耽误!

10. 引起重症手足口病的原因是什么?

1%～1.6%的手足口病，会发展为重症手足口病，并且有 0.03%～0.05%的死亡率。

在我国，导致重症手足口病最常见的病毒是肠道病毒 71 型。2017 年一项基于全国手足口病监测点的数据分析显示，在 1212 名重症手足口患者中，642 名是肠道病毒 71 型感染，占 52.8%，柯萨奇 A16 型占 3%，其他肠道病毒占 21.5%。

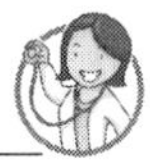

病毒侵入人体后，随着血液循环进入大脑，导致脑炎、脑膜炎、颅内高压（头痛、呕吐等表现），继发性地引起心率、血压升高，并且引发肺水肿和心力衰竭，严重者导致死亡。

重症手足口病多发生在3岁以下儿童，疾病进展非常快，2～4天就能进展为重症手足口病，一旦救治不及时，很快导致死亡。

再次提醒，家长们一定要重视孩子的症状。

11. 是不是患儿出的皮疹越多，说明手足口病越严重？

患手足口病时，皮疹不能代表疾病的严重程度，不能以皮疹定轻重。

有些患儿身上就几个皮疹，但是在2～3天快速死亡；有的患儿身上皮疹又多又典型，可是几天后疹子消退，患儿逐渐痊愈。所以，不要只关注皮疹的出现、消退及数量，更应该关注的是患儿的体温、意识及日常表现。

12. 手足口病如何确诊？

如果有密切接触史（同幼儿园发现手足口病病例），并出现典型的临床症状（发热，手、足、口腔内出现皮疹）可进行临床诊断。在此基础上，具有下列之一者即可确诊。

(1)血清、脑脊液、鼻咽拭子、粪便等标本中检测肠道病毒（EV71等）特异性核酸呈阳性。

(2)鼻咽拭子、疱疹液、粪便标本分离出肠道病毒。

(3)肠道病毒血清IgM抗体检测呈阳性。

(4)肠道病毒血清IgG抗体由阴性转为阳性或4倍以上增高。

13. 轻型手足口病如何治疗？

有家长会说，手足口病是肠道病毒引起的，那我不用抗生素，就用些抗病毒药物行吗？答案是不行的！因为目前没有抗肠道病毒的药物，所以不要使用诸如利巴韦林、干扰素等抗病毒治疗，对患儿有害无益。

当然，更没有必要使用豉翘退热颗粒、柴桂退热颗粒等口服药或静脉注射喜炎平、炎琥宁等中药制剂，同样没有效果，反而有报道出现因注射这两种中药导致孩子死亡的情况。

其实面对手足口病，家长们不用惊慌，绝大多数(98%以上)手足口病是轻型病例，属于自限性疾病(就是不用治疗这个病也能自愈)，所以，我们只需做好对症处理，缓解患儿的不适，耐心等待疾病消退就行了。

14. 重症手足口病如何治疗?

对于重症的手足口病，家长识别出来症状后，应立即带患儿到医院就诊。主要治疗如下。

(1)控制颅内高压：限制入量，积极给予甘露醇降颅压治疗。

(2)保持呼吸道通畅，吸氧。

(3)头肩部抬高 15 °～30 °，必要时留置胃管、导尿管。

(4)保护重要脏器功能，维持内环境的稳定。

(5)监测血糖变化，严重高血糖时可应用胰岛素。

(6)抑制胃酸分泌：可应用胃黏膜保护药及抑酸药等。

(7)继发感染时给予抗生素治疗。

(8)其他对症治疗：降温、镇静、止惊。

15. 为什么说重症手足口病应早发现、早治疗呢?

既往重症死亡病例显示，患儿一旦转成重症病例，则病情进展迅速，特别是合并心力衰竭的表现，若没有及时采取正规的治疗，患儿在几小时内就会出现肺水肿、肺出血、休克，很快就会死亡。

重症手足口病一定要早发现、早重视、早治疗！

16. 手足口病能治好吗?

大多数手足口病患者症状轻微,1 周左右就可以痊愈。

少数患者可并发无菌性脑膜炎、肺水肿和心肌炎、急性弛缓性麻痹等,重症患者病情进展快,易发生死亡。

17. 手足口病患儿进食困难怎么办?

(1)口腔疱疹在发病 2~5 天后会破裂形成溃疡,患儿会觉得嘴巴疼痛,尤其是吃东西时,很多患儿拒绝进食,此时饮食应特别注意:①建议给患儿吃偏凉一些的食物,能缓解孩子的疼痛,国外一些医师会让患儿吃些冰淇淋,也可以给患儿提供一些温的食物,但不能提供热的食物。②在食物性状方面,要选择软糯的食品;硬的、干的、膨化食品要禁食,否则越吃越痛。③味道上以不刺激的食物为主,过于甜的、酸的、辣的食物也要禁食。

(2)及时补水:患儿生病后,本来就不愿意喝水,再加上嘴巴疼痛,喝水更少。体内缺水后,身体功能会降低,疾病恢复就慢,还可能导致患儿脱水,所以,患儿生病后,一定要保证患儿饮水量充足,评价的标准就是患儿小便次数不减少,颜色透明或淡黄色。可以选择以下方法帮助患儿饮水:①孩子一次喝水不多,那就少量多次;②不愿意用杯子喝,那就用勺子喝;③不愿意自己喝,那就全家一起喝;④不愿意喝白水,那可以喝奶、豆汁,也可以喝果汁,但要选择刺激性小的,比如西瓜汁,不要喝橙汁、山楂汁等酸的果汁。

这里介绍一个小窍门:对于流质饮食及饮水,可以让孩子用吸管吸食,减少食物与口腔黏膜的接触。

(3)当口腔溃疡好转,疼痛减轻时,饮食以泥糊状食物为主。举例:牛奶香蕉糊。牛奶提供优质蛋白质,香蕉易制成糊状,富含糖类、胡萝卜素和果胶,能提供热能、维生素,且润肠通便。

(4)恢复期:饮食要多餐,量不需太多,营养要高。如鸡蛋羹中可加入少量菜末、碎豆腐、碎蘑菇等。10 天后，就可以让孩子恢复正常的饮食。

18. 手足口病患儿的家长应如何做好消毒隔离？

如果家里有孩子患手足口病，可采用以下方法消毒。

(1)奶嘴、奶瓶、餐具、毛巾等物品用 50℃以上的热水浸泡 30 分钟或煮沸 3 分钟。

(2)污染的玩具、桌椅和衣物等使用含氯的消毒剂(“84”消毒液或漂白粉)按使用说明每天清洗。

(3)孩子的痰液、唾液和粪便、擦拭用纸等都最好倒入适量含氯的消毒剂(“84”消毒液或漂白粉)，搅拌消毒后再丢入厕所。

19. 手足口病的皮疹怎么处理？患儿能洗澡吗？怕风吗？

手足口病的皮疹无须特殊处理，家长只需静观其变，待其自行恢复。

我们已经提到过，普通手足口病时，皮疹不痛、不痒、不结痂、不留瘢，对孩子没什么影响，所以不用特殊处理。只需给孩子穿宽松、柔软的衣物，勤剪指甲，避免抓破皮疹。

皮疹不用避水，患儿可以像往常一样洗澡，也不怕见风，家里可以开窗通风。但是，患儿尽量不外出，以免传染其他的小朋友。

20. 目前有疫苗可以用来预防手足口病吗？

目前世界上唯一针对手足口病的疫苗是由我国自主研发的，针对肠道病毒 71 型感染所致的手足口病疫苗——肠道病毒 71 型灭活疫苗。

研究发现，EV71 疫苗具有很好的保护力，针对肠道病毒 71 型感染的手足口病，相关的保护力在 90%以上。目前，该疫苗还没有纳入国家计划免疫接种范围，如果需要接种该疫苗，需要自费。

21. 多大的孩子可以接种预防手足口病的疫苗?

6 月龄之上、5 岁以下的孩子可以接种该疫苗,一共 2 针,间隔至少 1 个月。

越早接种,对孩子的保护作用越好。建议最好在 1 岁前完成接种,因为越小的孩子,导致重症手足口病的概率越大。

22. 为什么有的孩子接种了手足口疫苗还患手足口病?

EV71 疫苗有一定的特殊性及局限性,该疫苗只可用来预防肠道病毒 71 型感染的手足口病。

手足口病是由多种肠道病毒引起的,所以,EV71 疫苗对其他病毒类型引起的手足口病则无保护性,它并不能预防所有肠道病毒感染的手足口病。

23. 手足口疫苗只能防一种类型病毒,还有必要接种吗?

有家长觉得,手足口疫苗只能用来预防一种肠道病毒,效果这么差,还要自费,那就不要给孩子接种了吧? 这种想法是错误的!

虽然 EV71 疫苗只针对一个类型的手足口病,但肠道病毒 EV71 所致手足口病最重。在我国,至少 50%的重症手足口病是这一型肠道病毒引起的,90%以上的手足口病死亡病例也是由这一型导致的,所以接种疫苗非常有必要。

24. 接触手足口病患儿后再接种疫苗还有用吗?

目前,尚无该疫苗在儿童暴露于肠道病毒 EV71 型感染病例后紧急接种是否可以预防发病的数据,也无针对疫情暴发时开展群体性应急接种的效果评价数据。

25. 以前患过手足口病,还会再患手足口病吗?

很有可能再次患病!

因为导致手足口病的病毒有20个型，每型之间没有交叉保护性，所以，上次是一种病毒感染，这次可能会是另外一种病毒感染，所以还是会患病的。

26. 怎样预防手足口病?

与其生病后治疗，不如做好预防不生病，做好以下措施，能大大降低手足口病的发病率，减少孩子痛苦。

(1)避免亲密接触手足口病患儿，不要与其拥抱，分享玩具、餐具、洗浴用品，从而避免感染。

(2)洗手：洗手对预防手足口病非常关键，孩子们喜欢到处乱摸，手上就会有肠道病毒，之后手抓食品时，或者孩子吃手玩时，就会感染生病。建议在饭前，便后，孩子在外游玩回家后都要洗手。

(3)注意食品卫生：被粪便污染的蔬菜、水果、肉类上会含有肠道病毒，水果一定要清洗干净，最好去皮后再吃；不要给孩子吃生的蔬菜；不要吃没有完全煮熟的肉食。

(4)不要乱舔东西：小孩子都喜欢舔玩具，而留在玩具上的病毒可能存活数天，健康孩子舔到有病毒的玩具时，则易感染手足口病。

(5)生病后要隔离：当孩子患手足口病后要避免外出，建议把生病的孩子隔离在家中，至少等到身上的疱疹消退、孩子完全恢复正常后1周再外出更好(约2周)。

(6)大人回家洗脸、洗手后接触孩子：大人也会感染肠道病毒，多是隐性感染，但有传染性，病毒在大人呼吸道、手上存留着，所以大人外出回家后，一定要洗脸、洗手后再接触孩子。另外，再强调一点，家长们给孩子换完尿布后，也一定要洗手后再去照顾孩子，准备饮食哦。

(7)少去人口密集的场所：人群密集的地方，往往病毒的密度也高，所以建议在疾病高发的季节，一定不要凑热闹，别带孩子去拥挤处玩耍。

27. 有报道称疱疹性咽峡炎和手足口病是一种疾病，是这样的吗？

不是，但这两个疾病的关系非常近。近到导致这两个病的病毒都基本是相同的(表 7)。

表 7　导致手足口病和疱疹性咽峡炎的病原体比较

手足口病	疱疹性咽峡炎
柯萨奇病毒 A2，A4，A5，A6，A8，A9，A10，A16，B2，B3，B5	柯萨奇病毒 A1，A2，A3，A4，A5，A6，A7，A8，A9，A10，A16，A22，B1，B2，B3，B4，B5
埃可病毒 1，4，7，19	埃可病毒 6，9，16，19
肠道病毒 A71	肠道病毒 A71

这两种疾病的临床表现有些不同，区别如下：疱疹性咽峡炎的疱疹只出现在口腔内，其他部位没有，不像手足口病分布在手、足、口、臀等各个部位。

疱疹性咽峡炎发热迅速，温度高，多在 39～40 ℃；手足口病发热一般不严重，体温多在 38 ℃左右。

除此之外，它们的治疗方法、防病措施都是一样的，同样也会引起严重的心脑并发症。需特别注意的是，极少数疱疹性咽峡炎同样会引起重症甚至死亡，所以，疱疹性咽峡炎同样也应引起我们的重视！

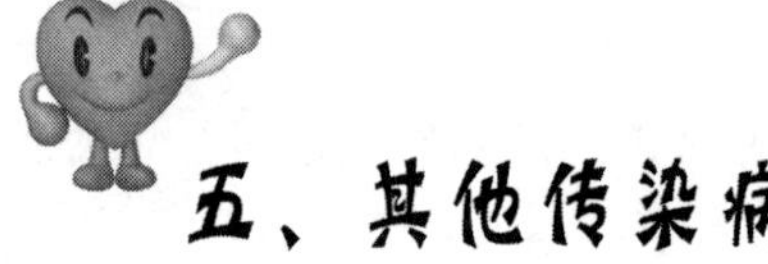

五、其他传染病

(一)潜伏在身边的“杀手”——狂犬病

1. 什么是狂犬病?

狂犬病是由狂犬病病毒引起的一种侵犯中枢神经系统为主的急性人、兽共患传染病,多见于犬、狼、猫等肉食动物,人多因被病兽咬伤而感染。临床表现为特有的恐水、怕风、咽肌痉挛、进行性瘫痪等。因恐水症状比较突出,故本病又名“恐水症”。

早在4000多年前,古巴比伦等文明古国的历史文献中就有关于这一致命传染病的记载,该病地理范围广泛,世界上有150多个国家和地区均有狂犬病的发生。

2. 狂犬病病毒能被杀灭吗?

狂犬病病毒易在日光、紫外线、甲醛、苯扎溴铵(新洁尔灭)、50%～70%乙醇等作用下灭活,56 ℃加热30～60分钟或100 ℃加热2分钟就可以将狂犬病病毒灭活。

3. 从进入人体到发病,狂犬病病毒都干了些什么?

狂犬病病毒是嗜神经病毒,也就是说狂犬病病毒非常喜欢侵犯神经组织,它们不同于其他的病毒,一般不进入血液。而狂犬病病毒从进入人体到患者发病一般会经历3个阶段(图35)。

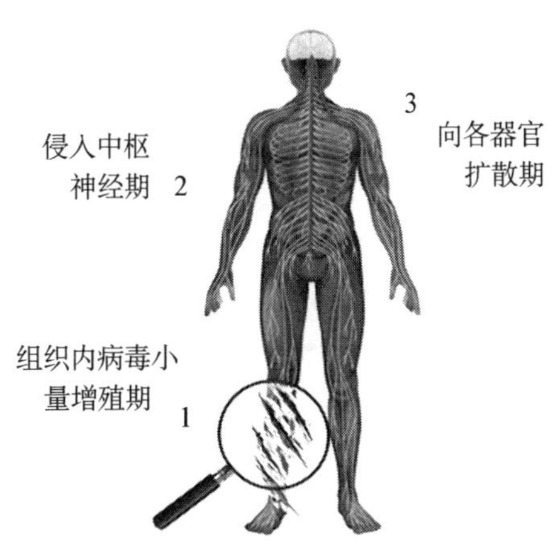

图 35　狂犬病病毒从进入人体到患者发病的 3 个阶段

第一阶段：病毒仅在伤口周围进行小量繁殖，一般为 3 天或更久，然后入侵人体近处末梢神经。在这个阶段，如果能在病毒侵入末梢神经前，及时有效地清除病毒，则人体不会发病；反之，一旦病毒侵入神经，那么，狂犬病的发病则是不可逆的，只是时间早晚的问题，所以，早期、有效的伤口处理至关重要。

第二阶段：病毒沿周围神经向上侵入，至脊髓的背根神经节大量繁殖，入侵脊髓并到达脑部。病毒到达脑部后，患者开始发病，出现各种症状，所以，伤口离脑部越近，潜伏期越短，一般头部、面部、颈部、手指处被咬伤后发病机会多。

第三阶段：病毒从脑部向周围神经扩散，侵入各器官组织，最终导致患者死亡。

4. 哪些动物可以传播狂犬病?

从理论上讲，几乎所有的哺乳动物都容易被狂犬病病毒感染，因此被哺乳动物致伤后都有潜在风险，根据致伤后患病的风险高低，将致伤动物分为高风险动物、低风险动物和无风险动物

3类。

(1)高风险动物:犬和猫;野生哺乳动物;蝙蝠。我国主要传染源是犬,在欧美发达国家和地区由于对流浪犬控制及对家养犬的强制免疫,蝙蝠、浣熊、狼、狐狸等野生动物为主要传染源。

我国属于狂犬病高风险地区,所以,我们建议被高风险动物致伤后,一律开展暴露后处置,即对伤口彻底清创,并进行疫苗接种。

(2)低风险动物:牛、羊、马、猪等家畜和兔、鼠等啮齿动物。

被低风险动物致伤后是否进行暴露后处置,应根据当地流行情况,一般不建议开展暴露后处置。若当地发现有低风险动物不明原因死亡或发现低风险动物有狂犬病的情况,建议按照高风险动物处置。

(3)无风险动物:所有哺乳动物以外的动物是不携带狂犬病病毒的,如龟、鱼、鸟类等,被其致伤后属于无风险,无须进行暴露后处置。

5. 狂犬病患者可以传播狂犬病吗?

现今,除有患者因器官移植而感染狂犬病的报道外,目前尚无人际传播的依据,但是,在狂犬病患者的体液(特别是唾液)和组织中能检出活的狂犬病病毒,理论上确实存在与患者接触后可能感染狂犬病的风险。因此,建议高危人群在接触狂犬病患者的体液、分泌物、排泄物等后应及时进行处理和疫苗接种,包括医务人员、患者的家属和朋友等。

6. 狂犬病是如何传播的?

(1)动物间的狂犬病主要通过相互间的撕咬传播病毒。

(2)人类感染狂犬病的途径:①人类被患狂犬病、疑似狂犬病或不能确定是否患有狂犬病的动物咬伤、抓伤。②人类被患狂犬病、疑似狂犬病或不能确定是否患有狂犬病的动物舔舐黏膜或皮

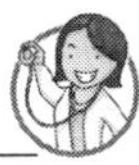

肤破损处。③人类破损的黏膜或皮肤接触可能含有狂犬病病毒的唾液或组织。④罕见情况下,器官移植和气溶胶吸入也可作为暴露途径而感染狂犬病病毒。

应特别知晓的是:①狂犬病病毒不能通过完整的皮肤侵入机体;②狂犬病病毒是非常脆弱的,在自然环境下暴露后很快就会失活,因此,不用过度担心接触犬的分泌物、排泄物导致间接传染;③尽量不要亲吻犬,因为患有狂犬病的犬如果将病毒通过口腔黏膜传播,是十分危险的;④人被犬咬伤后不要用口去吮吸创口,这也是一种非常危险的行为。

7. 为什么儿童比较容易感染狂犬病?

我国狂犬病人群的分布呈现“三多”特点:农村地区病例较多;男性病例较多;青少年和儿童病例较多。原因主要有以下几点。

(1)儿童年龄小身高低,容易受到病犬的攻击,而且容易被咬伤到头面部,如此一来,被咬伤后病毒传播的速度比较快,受感染的概率较大。

(2)儿童通常喜欢挑逗小动物,受伤的机会比较大。

(3)有些儿童被咬伤或抓伤后不太敢将受伤情况告诉家长,错失了伤口处理及疫苗接种的最佳时机。

因此,应加强对儿童的宣传教育,让他们不要近距离或在无家长带领的情况下接触动物,特别是比较狂躁的猫、犬,避免受到意外伤害。

8. 狂犬病病毒在人体的潜伏期有多久?

被犬咬伤至狂犬病发病的这段时期称为潜伏期,在潜伏期内是没有任何异常表现的。

人狂犬病的潜伏期长短不一,多数在 3 个月以内,通常不超过 1 年。潜伏期的长短与年龄、伤口部位、伤口深浅、衣着情况、免疫功能、入侵病毒的数量与毒力有关，其他的如创面清创不彻底、未规范注射疫苗，也会使潜伏期缩短。

9. 有的书上说狂犬病能潜伏 33 年，是真的吗？

2018 年，世界卫生组织在其官网发布了《世界狂犬病专家磋商会（第 3 次报告）》，其中在描述潜伏期的部分依然沿用之前的“从几天到数年不等，通常不超过 1 年”的说法。

更重要的一点，这次报告公开承认了一个潜伏期 8 年的病例，其指出该病例是目前为止证据最全的长潜伏期病例。这个潜伏 8 年的病例具有一些特殊性，感染患者的毒株来源于犬，但却具有蝙蝠狂犬病病毒的特性，其引发的是麻痹型狂犬病，所以，该病例不具有普遍适用性。

以上内容是目前最权威机构给出的最权威报道，一些书上描写长达十几年甚至 33 年的病例，这是不科学且没有得到国际认证的。

10. 患狂犬病后会出现什么样的症状？

早期会出现发热、乏力、头痛、周身不适等类似于“感冒”的症状，继而出现恐惧不安，恐水、怕风，对声、光、风特别敏感，被动物咬伤的伤口即使已经愈合也感觉痒痛难忍，四肢皮肤有虫爬蚁走的感觉。

2～3 天后进入兴奋期，患者处于高度兴奋的状态，也极度恐惧，有“三怕”现象——怕水、怕风、怕光。患者极渴而不敢饮，即使口里含着水也无法下咽，甚至听到流水声或仅听到水字，也会出现咽肌痉挛，所以，该病又称“恐水症”。另外，患者还会出现全身疼痛性抽搐，导致呼吸困难；由于声带痉挛导致声音嘶哑、吐字不清；唾液分泌增多，因同时有吞咽困难和过度流涎而出现“泡沫嘴”。

再过 2～3 天后，患者因呼吸肌麻痹与延髓性麻痹而死亡。

11. 疑似狂犬病时应该做哪些检查?

狂犬病病毒为嗜神经性病毒,侵犯人体进入神经系统。

目前在潜伏期暂无有效的临床检测手段。

出现临床症状后,可通过患者的唾液、血清、脑脊液等体液或含毛囊的皮肤等标本进行检测。

12. 目前有治疗狂犬病的特效药吗?狂犬病的预后怎么样?

至少在现阶段,全世界都没有能够治疗狂犬病的有效手段及药物,狂犬病患者发病后,医护人员能够做的也就是针对患者出现的症状给予相应的处理,缓解患者的痛苦。目前,全球共报道有5例狂犬病患者经过积极救治后存活,但相继在半年内死亡,因此,狂犬病患者的结局早已注定,短期内就是死亡。

13. 狂犬病发病后的生存期一般是多长时间?

通常情况下,狂犬病患者一旦发病,大多于3～6天死亡,所以,狂犬病的整个病程一般不超过6天,偶见超过10天者。

14. 狂犬病患者的家属应如何做好消毒隔离?

(1)狂犬病患者的衣物可通过暴晒或煮沸消毒,使用的物品可用乙醇擦拭消毒。

(2)陪护的家属建议注射狂犬病疫苗。

15. 被携带狂犬病病毒的动物咬伤或抓伤后都会患狂犬病吗?

不一定!被携带狂犬病病毒的动物咬伤或抓伤后发病与否有很多相关因素,主要有以下几点。

(1)咬伤部位:被咬伤头部、面部、颈部的发病率较高,咬伤手臂的发病率次之。

(2)创伤程度:创口深而大者发病率高,头面部深伤者的发病率可达80%左右，或多部位被咬伤者的发病率高。

(3)衣着厚薄：冬季衣着厚，受感染机会少。

(4)免疫情况：免疫功能低下或免疫缺陷者（糖尿病患者、HIV感染者）发病率较高。

(5)局部处理情况：被咬伤后迅速彻底清洗者的发病机会较少。

(6)注射疫苗情况：及时、全程、足量注射狂犬疫苗者的发病率低。

16. 被猫、犬咬伤或抓伤后如何紧急处理？

人被携带狂犬病病毒的猫、犬咬伤、抓伤或者是破损的皮肤被舔触都是非常危险的，在医学上这种状态称为“狂犬病暴露”，在暴露后及时正确地处理伤口非常重要，其重要程度甚至超过疫苗注射。总的处理原则为：“一冲、二消、三处理”。

(1)伤口处理：立即用肥皂水（或其他弱碱性清洗剂）和一定压力的流动清水交替冲洗咬伤和抓伤的每处伤口至少15分钟；边冲边挤，尽可能清除动物的唾液，排出带病毒的污血。注意，千万不能用口吸吮伤口，防止病毒经口腔黏膜感染。

(2)消毒处理：彻底冲洗伤口后，应用2%～3%碘伏、苯扎溴铵或其他具有病毒灭活效力的皮肤黏膜消毒剂消毒或消毒伤口内部。

(3)外科处置：如伤口较深、较大，应立即到医院进行清创及外科处置。

17. 目前有疫苗可以预防狂犬病吗？

有疫苗可以预防狂犬病，世界卫生组织推荐使用的疫苗有：①人二倍体细胞疫苗，但价格昂贵。②原代细胞培养疫苗，包括地鼠肾细胞疫苗、鸡胚细胞疫苗等。③传代细胞系疫苗，包括Vero细胞疫苗。我国市面上使用的主要是Vero细胞疫苗、地鼠肾疫苗。虽然目前狂犬病无药可医,但是在被动物咬伤或抓伤后,及时的进行疫苗接种,能大大降低发病率。

18. 什么情况下需要注射狂犬病疫苗?

被猫、犬咬伤或抓伤后是否进行预防注射,取决于暴露的级别(也就是被猫、犬抓咬的程度)。

Ⅰ级暴露:是指接触、喂养动物,或完整无损的皮肤被动物舔触。

Ⅱ级暴露:裸露皮肤被动物轻咬或轻微擦伤、抓伤,但无出血。

Ⅲ级暴露:一处或多处皮肤被咬伤、抓伤或黏膜被唾液污染,动物舔触处的皮肤有破损,或暴露与蝙蝠相关。

对于Ⅰ级暴露,无须采取预防措施;Ⅱ级暴露者应立即接种狂犬病疫苗;Ⅲ级暴露者除立即接种狂犬病疫苗外,还需接种狂犬病免疫球蛋白。

需要注意的是,对Ⅰ级暴露中的被舔皮肤,应仔细鉴别皮肤确实没有破损,只有在100%确认无破损的情况下,才可以不处理,因为狂犬病一旦发病,死亡率则100%,所以,千万不能掉以轻心。对皮肤上留有牙印痕迹,也不能麻痹大意,可能有肉眼难以觉察的皮肤损伤,狂犬病病毒有可能顺着伤口侵入人体。对于肛门黏膜被舔者,也要引起高度重视。

19. 狂犬病疫苗如何注射?

狂犬病疫苗接种既可用于暴露后预防,也可用于暴露前预防。

不是所有人都需要进行暴露前的预防,本预防方法主要用于可能感染狂犬病病毒的高危人群,如兽医、山洞探险者、从事狂犬病病毒研究人员和收治狂犬病患者的医护人员。暴露前预防:接种3次,第0、第7、第21天各接种1剂;1～3年加强接种1剂。

暴露后预防的接种程序一般有两种。

第 1 种程序：简称 5 针法程序，接种 5 次，于第 0（第 1 剂接种的当天）、第 3、第 7、第 14、第 28 天各接种 1 剂。如严重咬伤，可全程注射 10 针，于当天至第 6 天每天 1 剂，随后于第 10、第 14、第 30、第 90 天各接种 1 剂。

第 2 种程序：简称 2～1～1 程序，接种 3 次，于第 0 天接种 2 剂（左右上臂三角肌各 1 剂，幼儿为左、右大腿前外侧区各 1 剂），第 7、第 21 天各接种 1 剂。该程序只适用于部分 Vero 细胞疫苗。

对下列情形之一者建议首剂狂犬病疫苗剂量加倍给予：①注射疫苗前 1 个月内注射过免疫球蛋白或抗血清者。②先天性或获得性免疫缺陷者。③接受免疫抑制药（包括抗疟疾药物）治疗患者。④老年人及慢性病患者。⑤暴露后 48 小时或更长时间后才注射狂犬病疫苗的人员。

20. 被“健康”的猫、犬咬伤或抓伤后也需要注射狂犬病疫苗吗？

我国的狂犬病主要是由猫、犬传播，而猫、犬携感染狂犬病病毒也有一定的潜伏期，即它们表面看起来很“健康”，但是体内携带有狂犬病病毒，所以，表面“健康”的猫、犬对人的健康危害也很大，被“健康”的猫、犬咬伤或抓伤后也应遵从暴露级别注射狂犬病疫苗。

21. 所有的医院都可以注射狂犬病疫苗吗？

不是所有的医院都储备狂犬病疫苗，一般可至疾病预防控制中心或卫生行政机关指定的医疗机构注射狂犬病疫苗。

22. 注射狂犬病疫苗应该注意什么？

（1）尽量使用同一品牌的疫苗，不同品牌的疫苗可以替换，程序要与替换后疫苗的说明书叙述的程序相附合。

（2）疫苗接种前应充分告知受种者或监护人所接种疫苗的品

种、作用、禁忌、不良反应、注意事项及后续接种时间，并询问受种者的健康状况，签写知情同意书。

(3)肌内注射：2 岁及以上儿童和成人于上臂三角肌注射，2 岁以下儿童于大腿前外侧肌注射。禁止在臀部注射。

(4)狂犬病疫苗接种不分体重和年龄，均按相同的程序和剂次接种。

(5)当某一针次出现延迟 1 天或数天后注射，其后续针次接种时间按延迟后原免疫程序间隔时间相应顺延。

(6)可以按照正常免疫程序接种其他疫苗，但优先接种狂犬病疫苗。

(7)原则上不建议就诊者携带狂犬病疫苗到异地注射。

(8)狂犬病为致死性疾病，暴露后狂犬病疫苗使用无绝对禁忌证，但在接种前应仔细询问受种者个体基本情况，如有无严重过敏史、其他严重疾病等。然而，即使存在不适合接种疫苗的情况，也应在严密监护下使用疫苗。如受种者对某一品牌的疫苗的成分有明确过敏史，应更换无该成分的疫苗。

23. 注射狂犬病疫苗后是否100%不会患狂犬病?

暴露后规范地注射狂犬病疫苗可以有效地预防狂犬病的发生，一般认为首针疫苗接种后 7～14 天，体内抗体能达到保护的水平，但是我们也能从电视中看到注射狂犬病疫苗后依然发病的新闻，这也告诉了我们一个科学的事实：接种狂犬病疫苗的免疫成功率达不到 100%，总是会有一些免疫失败的案例出现的。

科学分析注射狂犬病疫苗后却还是狂犬病发作，有以下几种可能：第一，把Ⅲ级暴露当作Ⅱ级暴露来处理，没有接种狂犬病免疫球蛋白。第二，可能和伤口处置有关，应该第一时间用流动水长时间冲洗伤口，如果伤口冲洗不彻底，也会导致狂犬病发作。第三，也就是最有可能的。是在注射狂犬病疫苗后机体还未产生抗体，而狂犬病病毒已先侵入中枢神经及大脑，因此，虽然注射了狂犬病疫苗,等于没有注射,仍然死于狂犬病。

24. 怎样知道注射的狂犬病疫苗是否生效了?

要想知道接种的狂犬病疫苗是否生效,可从注射第 1 针疫苗算起 3 周后抽血检查,查看是否有狂犬病病毒抗体。如果没有查出狂犬病病毒抗体(阴性),就需要在当天、第 7 天再次进行注射,随后再查狂犬病病毒抗体。如果查出狂犬病病毒抗体(阳性),表明注射的狂犬病疫苗生效了,也就是说对狂犬病已经有了抵抗力,一般就不会再患狂犬病了。

25. 注射狂犬病疫苗后是否终身有效?

不是。全程免疫半年内再次暴露者一般不需要再次免疫;全程免疫半年到 1 年内再次暴露者,应于第 0 天和第 3 天各接种 1 剂疫苗;在 1～3 年再次暴露者,应于第 0 天、第 3、第 7 天各接种 1 剂疫苗;超过 3 年者应再次完成全程疫苗注射。在接种疫苗的过程中,再次发生暴露者,可按照原有程序完成接种,不需要加大剂量。

26. 日常生活中家长应如何教育孩子做好自我防护,远离狂犬病?

日常生活中家长应告知孩子猫和犬是人类的朋友,我们不可以伤害它们,可以远距离地观察它们,但不可触摸猫或犬,或者被猫或犬舔皮肤。如果被犬或猫舔了皮肤,应仔细观察局部皮肤有无破损,如果有破损者应立即处理伤口并去相关医院注射狂犬病疫苗。

27. 动物患狂犬病后有什么表现?

不同的动物狂犬病的表现如下。

犬:犬感染狂犬病病毒后潜伏期为 3～6 周。病犬初期表现为恐惧,行为明显改变,出现怪食癖(吃土、咬木头)。2 天后进入兴奋期,会出现攻击人的行为,呈“恶犬”形态。典型的狂犬形象是“伸舌、红眼、夹尾走,耸毛、流涎、不认人”。兴奋期 2～4 天后死亡。

猫:与犬相似,多为狂暴型。表现为喜隐于暗处,叫声粗粝,攻击人。病程 2～4 天。

牛、羊、猪:同为狂暴型。表现为不安,撕咬自己被咬伤的部位,用蹄刨地,用角撞人或墙壁,嚎叫、磨牙、流涎,最后死亡。

28. 如何识别动物患了狂犬病?

要判断咬人或攻击人的动物是否患有狂犬病,应当将动物关在笼内饲养和观察。如果该动物在 7～14 天不发病,则基本可排除动物患有狂犬病。如果出现异常情况,说明动物患有狂犬病,应予以捕杀,随后深埋或焚烧,并将有关情况向当地疾病预防控制部门上报。特别注意:对患有狂犬病的动物提倡采用安乐死,不要用捆住宰杀或乱棍打死的方式,避免在打杀过程中人意外受伤而感染狂犬病。

29. 狂犬病能被消灭吗?

虽然狂犬病病发后死亡率接近 100%,但实际上狂犬病也是国际上最容易通过技术手段控制与消灭的传染病之一。100 多年前,法国科学家巴斯德就发明了世界上第 1 剂狂犬病疫苗。而发展到现在,狂犬病疫苗的使用已经非常规范与成熟,狂犬病虽不可治,但绝对可以进行有效的预防。

根据世界卫生组织的规定,50 年内未出现狂犬病的国家就可视为免疫区。生活在这些地方,人类是无须为狂犬病担心的,即便是被犬咬伤,他们也不需要接种疫苗。大部分西方发达国家及部分发展中国家,都已经基本控制了狂犬病。

在中国,近年来经济能力和医疗水平已经突飞猛进,然而狂犬病疫情却没有得到很好的控制。现阶段,我国仍是世界上排名第二的狂犬病高发国家,仅次于印度。

那么中国问题出在哪里?中国疾病预防控制中心主任高福表示“世界上先进的国家把狂犬病消灭,靠的就是把疫苗打给犬”。过去已消灭狂犬病的国家和地区的经验证明,无论是从保护人类健康的角度还是经济的角度,犬的全面免疫都是最佳策略。

犬是人类最亲密的动物朋友,但它们也是狂犬病肆虐的根源,99%的狂犬病病例都是由犬介导的。其实只需控制住犬群中的狂犬病,人群中的狂犬病自然就能控制住。

在我国,犬的免疫密度非常的低,兽用狂犬病疫苗出现了使用极少的尴尬局面。特别是农村等较为贫困的地区,根本没有给犬注射疫苗的概念,所以说,只有“把疫苗打给犬”成为强制性行为,狂犬病治理的格局才能从根本扭转。

有报道称,中国人使用狂犬病疫苗已经存在泛滥现象,但其实,呼吁犬的全面免疫,与人类的接触后预防接种其实并不矛盾。现阶段在中国的街头,将每一条未接种狂犬病疫苗的犬称为死神都不为过,所以,在中国,被犬咬伤后感染狂犬病的概率要更高,更需要注重暴露后预防。让我们共同努力,双管齐下,希望中国也能早日成为狂犬病“免疫区”。

(二)不再谈“艾”色变——艾滋病

1. 什么是艾滋病?

艾滋病,医学上称为“获得性免疫缺陷综合征”(acquired immuno deficiency syndrome,AIDS)。所谓“获得性”是指这种疾病不是人类固有的或遗传的,它是由外界因素引起的;“免疫缺陷”是就其后果而言的,因为这种疾病最终造成的结果是人体免疫系统被破坏;“综合征”是指这种疾病所表现出的症状不止一种,而是一组综合的症状。

这个名字十分贴切地反映了该疾病的特点，因此，广为流传而一直被沿用至今。不过这名字也有个缺点，那就是太长，叫起来不顺口。于是人们就取其英文名称每个单词的第一个字母而称其为 AIDS。我们中国人根据英文缩写 AIDS 的发音，把该疾病翻译为“艾滋病”。

2. 儿童最容易感染艾滋病的途径是什么？

目前，艾滋病的传播途径非常的明确，就只有 3 种：血液传播、性传播和母婴传播，其中母婴传播是儿童感染艾滋病最主要的原因(图 36)。

那么母亲是如何将艾滋病病毒传染给孩子的呢？首先是母亲感染了艾滋病病毒，然后在妊娠期间、分娩过程中或是产后哺乳时都可能将病毒传染给孩子，导致儿童感染艾滋病。

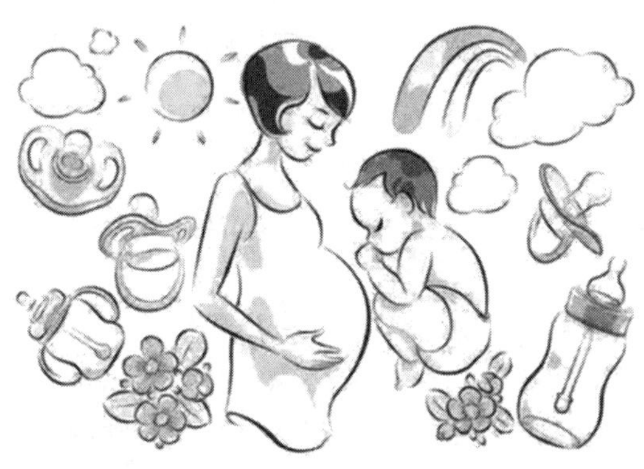

图 36　艾滋病可通过母婴垂直传播

3. 婴儿一旦感染艾滋病，生存率如何？

众所周知，成人感染艾滋病病毒后不会立刻发病，一般都会有 5～10 年的无症状期。但是婴儿和成人是不一样的，婴儿很多器官和功能都没有完全发育成熟，包括免疫系统。当病毒进入体内后，病毒复制很快，病程进展也会很快，因此婴儿感染艾滋病以后，特别是在1岁内，如果不采取干预措施，死亡率则相当高。

4. 感染艾滋病病毒的母亲是不是就不可以生育宝宝了？

尽管母婴传播不能完全避免，但是对感染了艾滋病病毒的女性在妊娠前、产时及产后做好防护准备，还是可以生育出健康宝宝的。

有资料显示，在未采取干预措施的情况下，我国部分艾滋病高流行区的母婴传播率约为35%，而且大部分感染了艾滋病病毒的婴幼儿如未进行治疗，会在3岁以前死亡，但经有效的艾滋病母婴阻断，通常可以极大地降低母婴垂直传播的风险。

5. 母婴阻断是什么？患艾滋病的妈妈在哪些医院可以做母婴阻断？

艾滋病母婴阻断的“四部曲”为药物治疗、安全助产、人工喂养和早期诊断，越早进行母婴阻断，越能够大大减少将艾滋病病毒传染给胎儿或婴儿的机会。

孕妇在妊娠早期发现感染艾滋病病毒，可自愿选择是否继续妊娠并且进行分娩。如果选择继续妊娠，可以到当地承担艾滋病抗病毒治疗任务的医院或妇幼保健机构，在医师的指导下服用抗病毒药物、住院分娩及产后避免母乳喂养等有效的母婴阻断措施，并在婴儿第12个月和第18个月进行免费的艾滋病病毒抗体检测，判断母婴阻断是否成功。

6. 患艾滋病的妈妈所生的宝宝需要服药吗？

患艾滋病的妈妈所生的婴儿必须服药，而且需要在出生后尽早（6～12小时）服用抗病毒药物，可以选择以下两种方案中的任意一种。婴儿若接受母乳喂养，应首选 NVP 方案。

（1）婴儿预防用药[奈韦拉平（NVP）]建议剂量：见表 8。

表 8 婴儿预防用药[奈韦拉平(NVP)]建议剂量

出生体重	用药剂量	用药时间
≥2500 g	NVP 15 mg（即混悬液 1.5ml），每天 1 次	在妊娠期母亲即开始服用抗病毒药物者，婴儿只需服药 4～6 周；在产时或者产后母亲才开始用药者，婴儿应服用 6～12 周；母亲哺乳期未应用抗病毒药物，则婴儿持续应用抗病毒药物至母乳喂养停止后 1 周
<2500 g 且≥2000 g	NVP 10 mg（即混悬液 1.0 ml），每天 1 次	
<2000 g	NVP 2 mg /kg（即混悬液 0.2 ml/kg），每天 1 次	

（2）婴儿预防用药[齐多夫定（AZT）]建议剂量：见表 9。

表 9 婴儿预防用药[齐多夫定(AZT)]建议剂量

出生体重	用药剂量	用药时间
≥2500 g	AZT 15 mg（即混悬液 1.5 ml），每天 2 次	母亲妊娠期即开始用药者，婴儿应服药至出生后 4～6 周；母亲产时或产后才开始用药者，婴儿应服用 6～12 周；母亲哺乳期未应用抗病毒药物，则婴儿持续应用抗病毒药物至母乳喂养停止后 1 周
<2500 g 且≥2000 g	AZT 10 mg（即混悬液 1.0 ml），每天 2 次	
<2000 g	AZT 2 mg/kg（即混悬液 0.2 ml/kg），每天 2 次	

7. 患艾滋病的妈妈应采取什么分娩方式？在分娩过程中应该注意什么？

很多医院都会建议艾滋病妈妈采取剖宫产的分娩方式，但在最新的《中国艾滋病诊疗指南》中提到，艾滋病感染并不作为实施剖宫产的指征。对于妊娠早、中期已经开始抗病毒治疗、规律服用药物、没有艾滋病临床症状，或妊娠晚期病毒载量＜1000 拷贝数/ml，或已经临产的孕产妇，不建议施行剖宫产。

然而，在自然分娩过程中应格外小心，尽量避免可能增加母婴传播危险的损伤性操作，包括会阴侧切、人工破膜、使用胎头吸引器或产钳、宫内胎儿头皮监测等。新生儿出生后应及时使用流动的温水进行清洗，用洗耳球清理鼻腔及口腔黏膜，缩短新生儿接触母亲血液、羊水及分泌物的时间。清理过程操作手法应轻柔，避免损伤皮肤和黏膜。

8. 患艾滋病的妈妈能够用自己的母乳喂养宝宝吗？

妈妈生下宝宝后，最重要的就是让宝宝及时地吃饱吃好。可是，患艾滋病的妈妈能用自己的母乳喂养宝宝吗？会不会造成宝宝感染？

对于这个问题，很多专家进行了大规模的临床研究。根据现有的研究结果，未经治疗的情况下，有 58％患艾滋病的妈妈母乳中含有病毒，有 14％～20％的概率会把病毒传染给宝宝。虽然通过抗逆转录病毒治疗，可以使母亲血液、体液包括乳汁的病毒含量大大降低，但也不能确保绝对安全，因此，有条件的情况下，最好使用母乳代用品。

对于那些受经济水平或其他条件限制不能获得高质量母乳代用品的宝宝来说，缺乏母乳会带来营养不良、腹泻、肺炎等一系列严重问题的威胁，这种情况下就要权衡考虑母乳喂养的必要。

米粉、动物乳制品等母乳代用品会造成宝宝脆弱的胃肠道屏障受损，增加消化道途径感染病毒的危险，因此，混合喂养是最危险的方式。

对于患艾滋病的妈妈来说，原则就是提倡人工喂养，有条件尽可能避免母乳喂养，杜绝混合喂养(图 37)。要明确一点，就是母乳喂养在任何时间都能够传播 HIV，越早停止母乳喂养越能够降低宝宝感染的风险。

医务人员会帮助妈妈评估人工喂养的知识和技能、经济负担、代乳品的可能性，制订合理的方案并定期指导，对于因不具备条件而不得不选择母乳喂养的妈妈，要认真向医务人员学习正确的喂养方法和乳房护理知识，在整个哺乳期必须坚持服用抗病毒药物，母乳喂养时间最好不超过 6 个月。

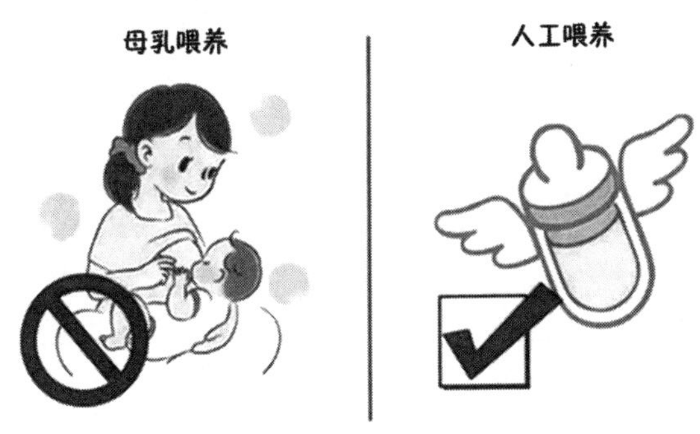

图 37　患艾滋病的妈妈提倡人工喂养，尽可能避免母乳喂养

9. 艾滋病感染者的宝宝出生后应该做哪些检查？如何确定有没有被传染？

艾滋病感染者所生的宝宝，会被妇幼保健机构纳入高危管理，于宝宝第 1、3、6、9、12 个月和第 18 个月时，分别进行随访和体格检查，在出生后 6 周和 3 个月时，分别采集血标本，进行婴儿感染的早期诊断(图 38)。没有进行过婴儿早期诊断检测或婴儿早期诊断检测结果为阴性的儿童，应于第 12 个月和第 18 个月进行艾滋病抗体筛查试验及必要的补充试验，以明确 HIV 感染状态(图 39)。

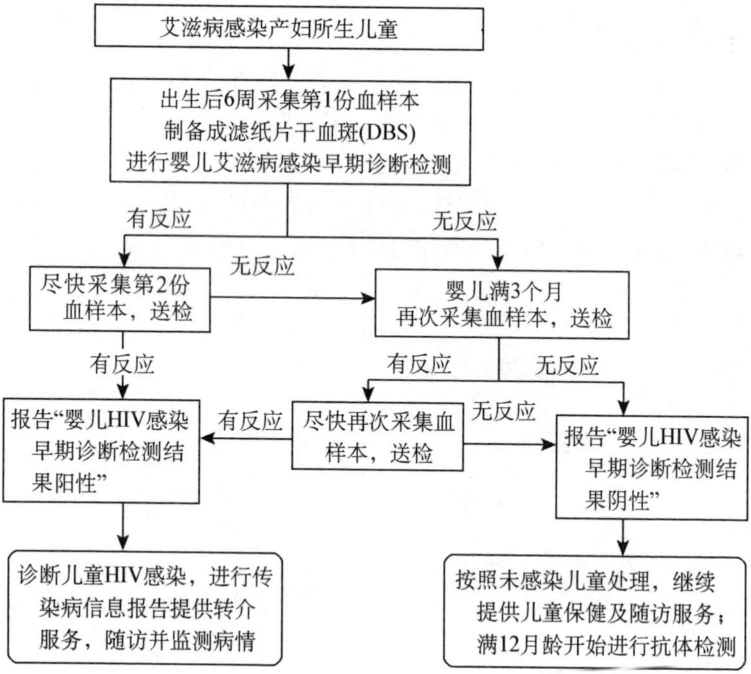

艾滋病感染产妇所生儿童

出生后6周采集第1份血样本
制备成滤纸片干血斑(DBS)
进行婴儿艾滋病感染早期诊断检测

有反应

无反应

尽快采集第2份血样本，送检

无反应

婴儿满3个月
再次采集血样本，送检

有反应

有反应

无反应

报告“婴儿HIV感染早期诊断检测结果阳性”

有反应

尽快再次采集血样本，送检

无反应

报告“婴儿HIV感染早期诊断检测结果阴性”

诊断儿童HIV感染，进行传染病信息报告提供转介服务，随访并监测病情

按照未感染儿童处理，继续提供儿童保健及随访服务；满12月龄开始进行抗体检测

图 38　艾滋病感染孕产妇所生儿童艾滋病感染早期诊断检测及服务流程

引自：国家卫生计生委颁布的《预防艾滋病、梅毒和乙肝母婴传播工作实施方案(2015 年版)》

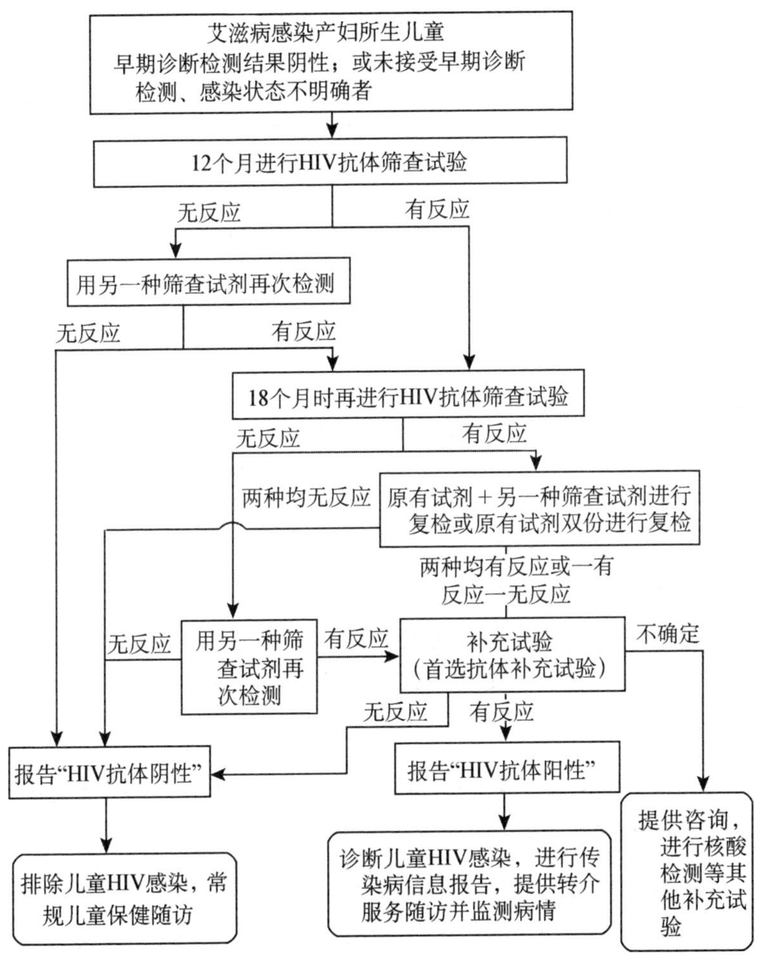

图 39　艾滋病感染孕产妇所生儿童艾滋病抗体检测及服务流程

引自：国家卫生计生委颁布的《预防艾滋病、梅毒和乙肝母婴传播工作实施方案（2015 年版）》

10. 艾滋病患者准备生育，应做哪些准备？到哪里去获得相关的服务？

在妊娠早期首次到正规医疗机构就诊或首次产检时，医疗机构会主动提供艾滋病、梅毒和乙型病毒性肝炎 3 种常见可以造成垂直传播的传染病的检测和咨询服务，一般医疗机构使用的都是抗体筛查试验，包括酶联免疫吸附试验（ELISA）、明胶颗粒凝集试验（RA）等，一旦筛查试验发现艾滋病抗体有反应，就会再次复检或用另一种筛查方法复检，如仍有反应，就会通知孕妇到有资质的机构（通常是当地的疾病预防控制中心或传染病专科医院）进行确证试验，确证试验阳性者会接到疾病预防控制部门的通知，转诊到定点医疗机构进行进一步的检测和治疗。感染者也不必担心自己的个人信息会被泄露，按照《中华人民共和国传染病防治法》《传染病信息报告管理规范》等法律规章的规定，医疗机构和疾病预防控制机构会详细采集患者的个人信息，但只用于卫生行政部门统计相关数据使用，不会透露给任何其他人或单位。已经知道自己是艾滋病患者的准妈妈，在准备生育时，可以咨询自己日常就诊的定点医疗机构，每个地区都有指定的妇幼保健院、传染病医院或综合医院的妇产科负责艾滋病感染者的孕产期保健服务。

11. 男方没有感染 HIV，女方是艾滋病患者，应该如何生育？传染风险大吗？

艾滋病感染者在备孕期就要到定点医疗机构进行检测和咨询，明确自己有无并发症、病毒载量是多少、CD4 细胞多高等，选择合适的用药方案，并定期进行随访，监测治疗效果。在接受规范的抗反转录病毒治疗一段时间后，如果病毒载量已经控制到检测值下限以下（就是通常所说的“转阴”），可以选择体外受精的方式受孕。北京地坛医院近十几年来有 65 位艾滋病感染者顺利生下了健康宝宝，阻断成功率达到 100%。

12. 女方没有感染 HIV，男方是艾滋病患者，应该如何生育？传染风险大吗？

男方是艾滋病患者，女方没有感染，通过选择精子库来源的捐赠精子，进行人工授精可以完全避免 HIV 传播的风险。如果不愿意接受捐赠精子，也可以在男方接受抗反转录病毒治疗且病毒控制在检测值下限以下后(最好在半年以上)，在排卵期进行自然受孕。这种情况下女方被传染的概率极低，而男方没有接受治疗或没有达到病毒有效抑制的情况下，急于自然受孕时，女方应在无套性交前、后各服用 TDF/FTC(或 TDF+3TC) 1 个月进行暴露前和暴露后预防。总的来说，无论是男方感染，还是女方感染，感染的一方接受抗反转录病毒治疗并且病毒达到有效的抑制(低于检测值下限)是安全备孕最重要的前提条件。为了提高受孕成功率，减少性交次数以降低传染风险，准确地计算排卵期非常重要。具体的方法有根据月经周期计算、根据基础体温曲线计算、观察白带拉丝情况等，有条件的可以采用排卵试纸检测或超声监测卵泡发育。

13. 感染艾滋病的妈妈在照顾宝宝的日常生活中需要注意什么？

艾滋病在日常生活中的传播主要是因为血液或体液接触了破损的皮肤或黏膜，所以，感染艾滋病的妈妈在日常生活中应避免自己的血液或体液接触到宝宝。比如说妈妈在做家务活或者因为其他原因不小心损伤皮肤出血，一定要尽快止血，妥善包扎，千万注意不要将血液或伤口的渗液与宝宝接触。另外，当宝宝因为磕碰、摔倒等原因出现伤口时，此时，妈妈也应尽量少与孩子接触。总之，在日常生活中要多加注意尽量避免艾滋病在母亲和婴儿之间的传播。